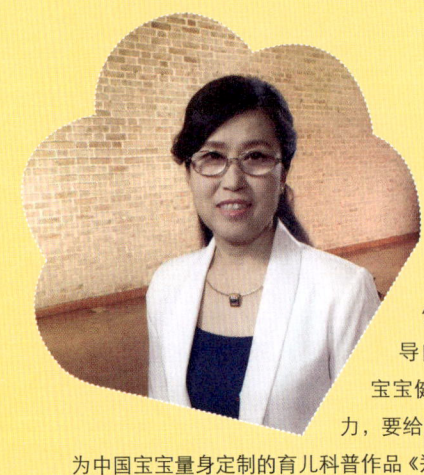

郑玉巧

著名儿童健康管理专家，现为中国人民解放军火箭军总医院儿科主任医师。

具有三十多年的临床经验，在孕产保健、儿童健康管理等方面有较深的造诣。倡导自然养育的理念，认为"无药而医"才是对宝宝健康的最佳呵护，新生命有适应新环境的能力，要给宝宝战胜疾病、自我修复的机会。

为中国宝宝量身定制的育儿科普作品《郑玉巧育儿经》系列（胎儿卷 婴儿卷 幼儿卷）《郑玉巧教妈妈喂养》《郑玉巧给宝宝看病》，科学翔实、实用易懂，受到了家长的认可和欢迎。并作为科学育儿专家参与了中央电视台等多家电视网络媒体的育儿节目，积极推广科学育儿知识，缓解家长育儿焦虑。

新浪认证微博：@郑玉巧育儿　　腾讯微博：@郑玉巧

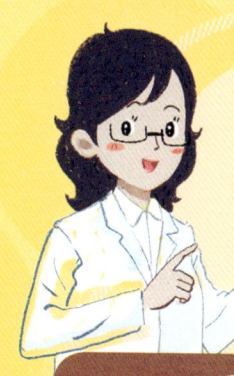

郑玉巧育儿经
家庭育儿全攻略
宝宝胃肠保卫战

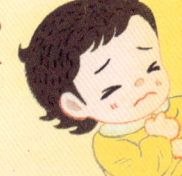

郑玉巧 ◎ 著

二十一世纪出版社集团
21st Century Publishing Group
全国百佳出版社

父母精心呵护，宝宝胃肠健康

科学的喂养源于科学的认识

让宝宝拥有健康的胃肠是父母极大的心愿。其实，除了某些先天和少见的胃肠道疾病，很多时候，宝宝的胃肠问题常是由于父母缺乏科学喂养知识的缘故。胃肠道的作用不仅仅是消化食物吸收营养，还是重要的免疫器官，拥有健康的胃肠系统是宝宝健康的重要基石，爸爸妈妈要学习一些科学的喂养方法和营养知识，保护宝宝的胃肠系统。

宝宝的好胃口是可以培养的

一个人12岁之前的饮食定格了其一生的饮食习惯。而孩子出生的最初几年，是培养孩子对食物的兴趣及良好饮食习惯的关键时间段。保持清淡自然的饮食习惯，以后孩子就会知道天然的食物是什么味道，自然而然地选择天然的食物，拒绝调料和添加剂勾兑出来的东西。这不但关乎孩子的身体健康，更体现了人与自然和谐共生的生活理念。在当下这个垃圾食品、有毒食品等引发食品安全问题层出不穷的工业化时代，显得格外的重要。

而作为家长，您要知道：宝宝的好胃口是可以培养的。第一，您应该提供给宝宝的食物是天然新鲜的，包括母乳、新鲜的时令蔬菜、水果等，尽可能让宝宝品尝到食物本身的味道；第二，您应该为宝宝提供多样化均衡的饮食搭配，保证孩子营养的均衡；第三，您应该尊重宝宝的食量和喜好，既不限制宝宝进食也不要采取填鸭式喂养，让宝宝体验到"吃"的美好；第四，您应该以身作则，在饮食习惯上、饮食礼仪上，都要为宝宝树立正面的榜样。

胃肠内环境维护好，面对疾病不再怕

您一定知道，肠道内的有益微生物——益生菌，对维护宝宝肠道健康是何等的重要。更有趣的是，肠道内的益生菌有庞杂的部落——菌群，当有致病微生物——致病菌入侵时，这些族人会团结一致，力求一举歼灭入侵者。与此同时，其他部落的益生菌也会协同作战。如果他们最终没能抵御致病菌，免疫系统会指挥这场战役，取得胜利。而错误地使用抗生素，不但起不到治病的作用，反而会误杀细菌使得肠道正常的菌群遭到破坏，影响人体的免疫力，加重病情。

目 录

第一章 科学喂养助力宝宝胃肠健康

1. 母乳是新生宝宝的最佳食物 · · · · · · · · · · · · · · · · · · · 11
2. 宝宝辅食添加期，确保胃肠棒棒的 · · · · · · · · · · · · · 15
3. 如何给 2 岁以上宝宝进行膳食搭配？ · · · · · · · · · · · 19
4. 如何维持能量平衡？ · 23

第二章 胃肠是有记忆的，从小做起培养良好的饮食习惯

1. 作为家长，您遇到过下面的情况么？ · · · · · · · · · · · 25
2. 良好饮食习惯奠定孩子好胃肠 · · · · · · · · · · · · · · · · · 28
3. 关于"挑食"，宝宝有话说 · · · · · · · · · · · · · · · · · · · 30
4. 挑食宝宝的应对办法 · 32

第三章 宝宝胃肠健康，食品安全数第一

1. 如何为宝宝选择安全食物？ · · · · · · · · · · · · · · · · · · · 37
2. 有机食品、绿色食品和无公害食品是不是更好的选择？ · 47

3. 如何让宝宝远离食源性疾病 · · · · · · · · · · 55

4. 宝宝食品安全，讲究卫生很重要 · · · · · · · · · · 56

5. 如何正确制备和放置食物？ · · · · · · · · · · 60

第四章 宝宝呕吐及家庭护理办法

1. 呕吐是婴幼儿常见现象 · · · · · · · · · · 65

2. 宝宝可发生哪几种类型的呕吐？ · · · · · · · · · · 65

3. 引起宝宝呕吐的常见原因 · · · · · · · · · · 69

4. 需要及时带宝宝看医生的呕吐 · · · · · · · · · · 75

5. 如何护理呕吐的宝宝？ · · · · · · · · · · 77

第五章 宝宝腹泻及家庭护理应对

1. 如何判断宝宝是否发生了腹泻？ · · · · · · · · · · 81

2. 宝宝腹泻，父母需要马上做什么？ · · · · · · · · · · 82

3. 宝宝腹泻时，父母需要观察记录什么信息？ · · · · · · · · · · 88

4. 宝宝腹泻时的饮食管理 ··· 88

5. 常见婴幼儿腹泻病 ··· 91

第六章　宝宝便秘及家庭护理应对

1. 便秘的表现以及引起便秘的可能原因 ······················ 105

2. 宝宝出现便秘父母需积极应对 ································· 110

3. 婴儿（0~12个月）便秘 ·· 112

4. 幼儿（1岁~3岁）便秘 ·· 120

第七章　宝宝腹痛及家庭护理应对

1. 宝宝是真的腹痛吗? ·· 135

2. 不同类型的腹痛 ·· 136

3. 宝宝腹痛需看医生的几种情形 ································· 137

4. 婴儿牛奶蛋白性腹痛 ··· 137

5. 婴儿肠绞痛 · 139

6. 血便 · 141

第八章 其他宝宝胃肠高发病

1. 肠套叠 · 145

2. 肛周脓肿 · 147

3. 先天性巨结肠 · 148

4. 肠吸收障碍综合征 · · · · · · · · · · · · · · · · · 150

5. 喂养障碍 · 151

第一章

科学喂养助力宝宝胃肠健康

没有人比中国家长更重视孩子的吃饭问题,这一方面源于我们文化中对饮食的重视,另一方面也反映了家长在孩子吃饭问题上有一些执念:吃得多=身体好。有一句玩笑话总结了"中国式育儿标准":小时候,长得胖;长大了,挣钱多。作为医生,我在工作中也经常会遇到因为孩子吃饭不好或者长不胖而求医心切的家长。但经过询问和检查后,我发现绝大多数孩子都是健康的,而问题往往出在家长身上:孩子的食欲或者体重没有达到家长的期望。殊不知,孩子的喂养需求和体重增长都有其规律,不是吃得越多越好,而营养均衡更重要。

给宝宝提供均衡的营养，在妈妈看来可能事件难事，理论讲起来有些难懂枯涩，实际做起来并不难。要想让宝宝摄入均衡的营养，其实就是需要在宝宝不同的生长发育阶段，也就是不同的年龄段，知道该给宝宝提供什么样的食物。婴儿生命早期大脑发育速度非常快，出生时的体重占青年期体重的5%，10周岁时增加到50%。但是，出生时的大脑重量占青年期大脑重量的25%，到10周岁时，增加到95%。由此可见，如果宝宝发生营养不良的话，对大脑发育是非常不利的。许多研究结果证实，有认知障碍的病例与早期营养有关。

1. 母乳是新生宝宝的最佳食物

母乳的好处众所周知：母乳中含有大量的营养物质和众多免疫因子，可以满足宝宝所需要的所有营养，建立最初的免疫力，抵抗外来的细菌和病毒；宝宝在吸吮母乳的时候一并吞下妈妈乳头周围皮肤和乳管内的细菌，适量细菌的引入，有利于宝宝肠道菌群和免疫功能的建立，减少宝宝罹患湿疹的可能，对宝宝胃肠健康至关重要。同时，母乳喂养对宝宝的好处不仅限于身体健康，还关系着宝宝的心理健康和智力发育。医学研究发现，母乳中含有更加充足的称为二十二碳烯酸的脂肪酸（DHA），是婴儿视觉细胞和脑细胞发育不可或缺的物质。宝宝躺在妈妈的怀抱中，享受着妈妈的抚慰，聆听着妈妈熟悉富有节律的心跳声和均匀的呼吸音，对世界充满着好奇和信任。这对出生不久的婴儿来说无比重要，离开舒适惬意的宫内环境，最需要的是妈妈温暖的怀抱。母乳喂养给宝宝提供的不仅仅是营养丰富的最佳食物，还有精神上的食粮和巨大的安全感。而安全感的建立，对宝宝好奇心和探索精神的发展有很好的帮助。所以世界卫生组织建议,坚持母乳喂养到2岁。

宝宝出生后第一周母乳喂养是成功的母乳喂养关键一步,一旦添加了乳基婴儿配方食品,宝宝对母乳的需求就会减少,妈妈的乳汁分泌也会随之减少。乳汁分泌是有思想和记忆的,宝宝吸吮次数越多,乳汁分泌量越多。宝宝吸吮乳头,刺激乳汁分泌的激素会比吸奶器抽吸乳头时高出20倍。随着一次吸吮乳头时间的延长,刺激乳汁分泌的激素分泌受到抑制,乳汁分泌也随之减少。所以,为了增加乳汁分泌量,可增加哺乳次数,而非延长每次哺乳时长。

在婴儿配方食品唾手可得的今天,越来越多的新生儿出生后第一周会被乳基婴儿配方食品喂养(称为婴儿配方奶粉)而非母乳喂养。其主要理由是:母乳太少、宝宝总是哭闹、宝宝不吸吮妈妈乳头、妈妈乳头太痛、孩子吃奶次数太频、妈妈得不到休息等等。殊不知,这看起来"颇有道理"的选择却埋下了诸多隐患:宝宝有可能产生过敏,给未来的辅食添加设置障碍;丢掉了含有众多免疫因子的珍贵初乳,增加了宝宝罹患肺炎、细菌性肠炎、中耳炎、脑膜炎和败血症等感染性疾病的概率;减慢了宝宝肠道建立益生菌群的速度,影响了肠道内环境的稳定,增加了罹患湿疹的可能;降低了母乳的分泌量。

绝大多数情况下,妈妈的乳汁会随着宝宝的需求增加而增加,随着需求的减少而减少。产后第一周乳汁少,宝宝需求也少,是正常现象。产后第二周,宝宝需求量增加,妈妈乳汁分也会逐渐增多。随着宝宝日龄的增长,妈妈也掌握了哺乳方法,母乳喂养渐入佳境。

母乳喂养原则是按需哺乳，即：宝宝饿了就喂，妈妈感到乳房胀满了就喂。通常情况下，新生儿每天可哺乳20次左右，满月后15次左右，百天后10余次，半岁后7次~8次，1岁后5次~6次，一岁半后3次~4次。哺乳次数存在较大差异，有的宝宝一次哺乳时间比较长，吃奶次数比较少；有的宝宝一次吃奶时间比较短，吃奶次数比较多；有的宝宝吃奶时间短，吃奶次数也不多；而有的宝宝每次吃奶时间很长，吃奶次数也比较多，妈妈几乎得不到休息。所以，妈妈切莫以每次吃奶时间或吃奶次数判断乳汁是充足还是缺乏。

如何判断乳汁是否充足

看宝宝的吸吮情况，这是母乳喂养的一个很有用的指示信号，婴儿吸吮速度慢而且是连续不间断地吸吮，说明母乳对婴儿的供应量充足；反之，快速吸吮一阵，中间出现停顿，就是奶量不足的信号。

看宝宝体重增长情况，新生儿可每周测量体重，满月后可每月测量体重，把测得值标记在体重增长曲线图上，只要宝宝的体重增长曲线沿着曲线图增长着，没有偏离自身的生长曲线，也没有在正常生长曲线图以外，即宝宝的生长速率是正常的，就说明宝宝摄取了足够的乳汁。

很多时候，没能成功母乳喂养不是身体问题，也不是方法和技巧等客观因素，而是主观认识上的。比如：担心自己乳汁不足，担心宝宝吃不饱饿坏了，有的时候周围人的七嘴八舌会给已处于焦虑中的哺乳妈妈雪上加霜……成功的母乳喂养不但需要妈妈掌握科学喂养知识，更需要妈妈有一颗自信和坚强的心。

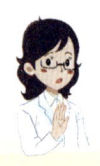

延展阅读

2016-04-26《中国科学报》唐凤报道指出：在所有哺乳动物中，人类的母乳可能是最复杂的。例如，人类母乳中包含200多种不同的糖分子，比老鼠或牛乳汁中糖分子的平均数30~50高得多。不过，每种糖的作用和它们在哺乳期成分变化的原因仍是一个未解之谜，但这似乎与婴儿的免疫系统和发育中的肠道微生物有关。近日，研究人员在《生物化学趋势》上解读了有关母乳的秘密。

通常，母乳是一个婴儿的第一餐，但其中的许多糖分子并非为了喂饱宝宝。婴儿出生时，肠道中并没有细菌，但几天后，肠道中会出现数百万细菌，一周后变成数十亿。而母乳中的糖则是这些细菌的食物。而这顿免费午餐的目的是培养特定菌群。

"母乳的第一个影响就是帮助能消化这些糖分子的特殊菌群占领肠道。"论文的合作者、瑞士苏黎世大学生理学院Thierry Hennet说。

母乳也为新生儿免疫系统的建立打下基础。母乳中含有抗体和减缓有害细菌生长、整合白细胞活性的分子。一个月后，婴儿开始发育出适合的免疫系统。这时，母乳的成分就发生变化，母体抗体下降了90%。而乳糖多样性也会明显减少，同时帮助宝宝生长的脂肪和其他营养素开始增加。

另外，母乳可以明显降低婴儿死亡率和新生儿肠道及呼吸道感染风险。"一方面，母乳是数百万年进化的产物，是新生儿的最佳食物。但宝宝真正需要母乳多久？我们认为能决定的是每个家庭，而非科学家。"Hennet 说。

2. 宝宝辅食添加期，确保胃肠棒棒的

宝宝6个月以后，宝宝的胃肠经过了一段时间的成长，为了保持宝宝生长的营养供应，合理地添加辅食成为必要，在以母乳为主的前提下，可以适当尝试一些食物。辅食的添加种类、添加时间很重要，妈妈要先了解这其中的规律，一种一种尝试进行。期间要观察添加辅食后，宝宝胃肠是否有不适的反映。

在辅食添加期，宝宝从以乳类为唯一的食物来源，到摄入多种食物的过程，可以说是完整的"食育"过程，有三方面显著变化：一、宝宝从出生后的乳类喂养，逐渐过渡到进食多样食物种类；从吸吮乳汁，到吞咽泥糊状食物，再到咀嚼颗粒状，以及一系列固体食物。食物种类、食物性状、食物味道、食物感官发生了巨大变化。二、是进食行为方面的机械学，宝宝从出生后的吸吮，逐渐过渡到用牙切、咬和咀嚼，以及咀嚼和吞咽的协调，进食行为也发生了翻天覆地的变化。三、宝宝从出生后必须依赖于妈妈或照看者的喂养，到自己独立进食。

多数宝宝会在大约7个月~10个月龄学习用手抓食，在大约12个月练习使用餐具（勺子、叉子和筷子）。这些技能的学习，既需要

宝宝胃肠保卫战　15

父母指导，又需要父母示范，更重要的是放手。在父母指导、示范和放手让宝宝去做的过程中，宝宝独立进食的技能不断熟练。能独立进食的年龄存在显著差异。在练习独立进食的过程中，宝宝逐渐认识到哪些东西是可吃的食物，会根据个人爱好，在不同食物之间做出选择。

❖ 辅食添加时间

6个月以后给宝宝添加适宜的婴儿辅食。世界卫生组织建议在婴儿4个月~6个月开始添加辅食，即添加辅食的时间不早于17周，不晚于26周，添加辅食后继续母乳喂养到2岁。在整个婴儿期，母乳都是宝宝的主要食物来源，却不可因为添加了辅食就忽视母乳的喂养。妈妈不能因为宝宝吃辅食了，就忽视自身的膳食搭配和营养均衡，妈妈需继续注重合理饮食，每日补充所需维生素D和钙剂，多进食钙铁锌丰富的食物，保证充足的液量。如果仍需要夜间哺乳，白天尽量找时间休息小睡。

宝宝最初添加的辅食性状是泥糊状，种类是米粉糊。添加米粉糊后，可逐步添加菜泥，然后是菜泥和果泥的混合泥。

宝宝适应几种菜泥后，开始添加果泥。不建议一开始就给宝宝喂纯果泥，而是菜泥和果泥混合在一起。这是因为，宝宝天生喜欢甜食，果泥的甜度比较高，宝宝尝到了香甜可口的果泥，很有可能会拒绝吃带有苦涩味道的蔬菜。给以后喂养带来困难，埋下挑食偏食习惯。

经过1个月~2个月的辅食添加，宝宝胃肠功能日臻完善，能够很愉快地吃辅食，妈妈喂养起来也比较顺畅，即没有因为添加辅食影响奶的摄入，也没有出现胃肠道问题，就可以尝试着添加肉蛋等荤食了。7个月~8个月后可尝试添加牛肉泥、鸡肉泥和动物肝泥。8个月~9个月后可尝试添加鱼泥和蛋黄泥。

如果宝宝有过敏症或过敏体质，建议给宝宝选择低敏或免敏米粉，肉泥可推迟到8个月~9个月后添加，鱼泥可推迟到10~12个月后添加，蛋黄泥可推迟到13个月~15个月后添加。

推迟添加肉类食物，要注意铁的补充。如果宝宝有铁缺乏或缺铁性贫血，除接受医生诊治外，可添加强化铁米粉，适当增加肝泥的摄入。

有的妈妈希望给宝宝吃自制米粉，需注意营养素添加，可添加多种维生素和微量元素补充剂。

❖ 如何添加蛋黄泥

倘若宝宝没有换过湿疹等过敏性疾病，父母也没有对鸡蛋过敏史，可尝试着给宝宝添加1/8蛋黄，观察3天~5天，如果没有过敏现象，可逐渐加量至1/6、1/4、1/2。在添加过程中任何时间段出现过敏反应，要立即停止添加，待宝宝1岁以后再尝试。

❖ 辅食添加的种类顺序

辅食添加不要急。一次只添加一种新食物，添加一种新的食物，要观察3天~5天，待宝宝适应也乐于接受后，再添加另一种新的辅食。这样，万一宝宝有过敏、腹泻、呕吐或者便秘等胃肠道反应，父母便知道是由哪种食物引起的。如果宝宝对新的食物不能耐受，需暂时停止添加这种新的食物，原来已经添加的辅食继续，并尝试着添加其他的新辅食。

食物不耐受表现
呕吐或溢乳加重或腹泻/便秘
湿疹或原有湿疹加重
荨麻疹或其他类型的过敏疹
厌食或食量明显减少
腹胀或腹痛现象

❖ 辅食质地

由泥糊到颗粒，由颗粒到软固体，由软固体到硬固体，由少到多，由稀到稠，由细到粗，由软到硬。

最初要选择质地细腻的辅食，有利于宝宝学会吞咽的动作，也有利于宝宝娇嫩的胃肠吸收适应。然后再逐渐增加辅食的稠度，适应宝宝身体发育的营养需求。切忌起初就给宝宝吃块状坚硬的食物，增加胃肠负担，也容易使宝宝失去对食物的兴趣。如婴儿米粉糊、菜泥、果泥、肉泥、鱼泥、蛋黄泥、蛋羹、菜粥、面汤、软米饭、炒菜碎、馄饨、饺子、包子、丸子、菜炒饭及其他。

❖ 辅食量

辅食添加量由少到多。每种辅食添加之初，只让宝宝进食少量新食物，待宝宝习惯新的食物后，再慢慢增加分量。尊重宝宝食量，奶是1岁以内婴儿重要食物来源，给宝宝增加辅食量，以不显著减少奶量为参考。如果添加辅食后宝宝奶量减少，要及时减少辅食喂养量。

延展阅读

在洪都拉斯所做的对照试验中,对三组母乳喂养的婴儿进行比较。第一组:6个月前为纯母乳喂养;第二组从4个月开始添加辅食,辅食的添加量和喂养频率是随意的;第三组也是从第4个月添加辅食,但要维持原有母乳喂养频率。结果显示,4个月添加辅食的婴儿明显减少了对母乳的摄入量。在一项辅助研究中,对配方食品喂养婴儿的固体食物添加时间进行了调查。共涉及4组婴儿,其中2组婴儿分别从3个月和6个月开始添加商业制作的固体食物。另外两组婴儿所添加的辅食是父母选择的固体食物,也是分别从3个月和6个月开始添加。

结果发现,添加固体食物较早的一组消耗配方食品的量明显减少,又一次发现,在能量的摄入和生长方面没有任何差异。这些结果说明婴儿能够调节和控制自己的能量摄入,从某一种食物中摄入了较多的能量以后,就要通过减少从另外一种食物摄入能量以平衡总的膳食能量。

3. 如何给2岁以上宝宝进行膳食搭配?

❖ 食物的多样性

多样性是给宝宝提供均衡营养的基础,培养宝宝不偏食不挑食的饮食习惯是保证营养均衡的前提。

要想给宝宝提供均衡的营养,第一是食物的多样性,在保证多样性的前提下,进行膳食的合理搭配;第二是选择新鲜安全的食物,尽量选择本季节本地域的食物;第三是让宝宝在愉快的气氛中进食,再好的食物在心情糟糕的情形下进食都会影响食物的消化和营养的吸收,也会让孩子把吃当作痛苦的事情。

要培养宝宝不过于挑剔食物的良好习惯,妈妈从怀孕开始尽可能的不挑剔食物,吃的食物种类、色泽、味道等尽量丰富多样;哺乳期不要认为这也不能吃,那也不能吃,吃的食物种类和味道都很单调,以至于妈妈乳汁的味道也比较单调,在给宝宝添加辅食时,宝宝就很容易拒绝接受味道丰富的辅食。

给宝宝添加辅食后,要循序渐进按辅食添加原则添加。切莫动不动就认为宝宝"积食"了,限制宝宝进食种类和食量,影响营养摄入,降低宝宝食欲。也不要在宝宝偶生疾病而食欲不振时,强迫宝宝进食。父母要学会尊重宝宝对食量的选择,父母有责任给宝宝提供营养丰富的食物,但吃不吃,吃多少,孩子是有选择的,切莫养成"追着喂""让宝宝看着视频或玩着玩具喂"的习惯。

要想让孩子爱上吃饭,让孩子自己动手吃是有效方法之一,宝宝6个月后开始添加辅食,父母用小勺帮助让宝宝练习吃辅食,宝宝7个月后,可让宝宝练习用手抓食,妈妈协助宝宝吃,在必要的时候用小勺喂。宝宝9个月后,可以让宝宝练习手握小勺,这时,宝宝会一边练习使用小勺一边用手往嘴里抓食,妈妈仍需要协助宝宝进食。1岁以后,宝宝开始学习用小勺挖碗里的食物,再尝试把食物送到口中,但仍然不能很好地完成一整餐,妈妈需要继续帮助宝宝进食。1

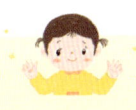

> **郑大夫小课堂**
>
> **地图舌是缺乏维生素所致吗?**
>
> 地图舌的表现是在舌体表面有不太规整的浅沟壑,或者是舌体表面色泽有异,看起来一块发白,一块发红。地图舌是正常的生理表现,并非疾病所致,不需要任何处理。没有医学证据表明地图舌是缺乏某种维生素或胃肠消化功能不佳所致。

岁半以后,多数宝宝都会自己用小勺进食了,妈妈只需在身边陪伴,尽可能不喂宝宝。2岁以后,宝宝基本上能自己吃饭了,父母要相信孩子有能力自己完成进食。

4. 如何维持能量平衡?

孩子所有运动都依赖于能量,所有这些所需要的能量都必须通过摄入食物来获得,孩子许多营养问题都涉及能量平衡。实际上要测量宝宝能量摄入量是一项相当复杂的工作。例如,母乳中的脂肪含量在授乳结束时,能够达到十倍之高,要想准确测量母乳喂养婴儿的能量摄入量,就必须取样测试该母乳中能量的含量。婴儿期的体重增长过缓主要就是摄入的能量不足。肥胖主要是摄入的能量没有被适当的能量消耗平衡掉,导致脂肪的积蓄。

❖ 0~2岁婴幼儿喂养指南

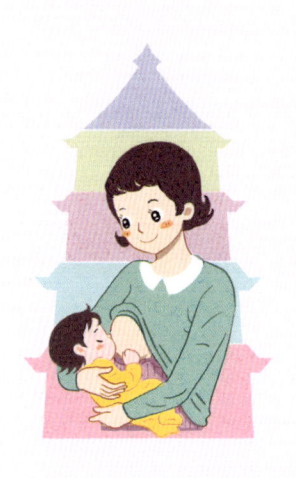

● 0个月~6个月宝宝只需要母乳，除了母乳，不需要添加任何食物包括水，母乳确实不足则由婴儿配方食品补充。

● 6个月以后添加泥糊状辅食，从米粉糊开始，并先后添加蔬菜泥、蔬菜和水果的混合泥。继续母乳喂养，不要因添加辅食而减少母乳喂养，纯配方食品喂养的宝宝乳量最好不低于800毫升。

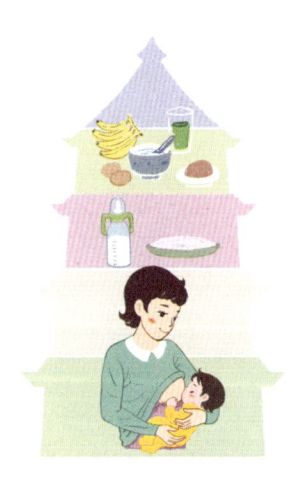

● 7个月~8个月以后可尝试添加鸡肉泥、牛肉泥和动物肝泥。

● 8个月~9个月后可尝试添加鱼泥和蛋黄泥。如宝宝患有湿疹或其他过敏疾病或父母对鸡蛋鱼虾过敏，可推迟添加鱼蛋到1岁以后，继续原有的辅食添加。

● 9个月以后引入软的颗粒状辅食（如稠米粥、菜碎）和羹状食物（如蛋黄肉末羹），增加食物种类，继续母乳喂养或配方食品喂养。

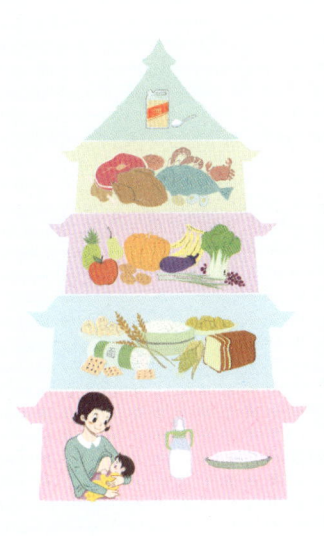

● 12个月以后引入软的固体食物（如米饭、糊塌子）和略硬些、块略大的食物（如馄饨），从每日2次辅食逐渐变成早中晚三餐。继续母乳喂养，可适当减少哺乳次数。纯配方食品喂养的宝宝奶量最好不低于600毫升。

● 18个月以后逐渐引入全固体食物，增加食物种类，逐渐转入一日三餐两点，合理搭配膳食结构，继续母乳喂养，每日哺乳次数2次~3次，纯配方食品喂养的宝宝乳量最好不低于500毫升。

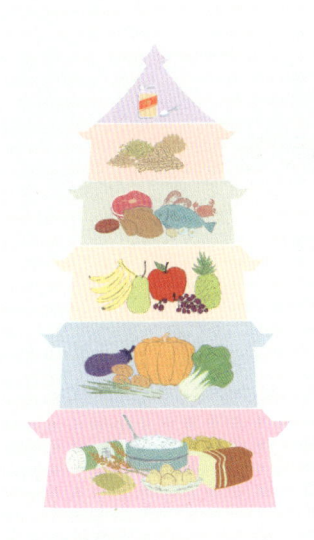

● 2岁以后逐渐过渡到一日三正餐，合理搭配膳食，每餐都包含谷物、蔬菜和蛋/肉，上、下午各加餐一次（水果、酸奶或小点心），断母乳后可改喝配方食品、鲜牛奶及其他乳制品，乳制品总量最好在500克左右。

宝宝胃肠保卫战　23

第二章

胃肠是有记忆的，从小做起培养良好的饮食习惯

　　胃肠健康和喂养问题不仅仅局限于消化科，还涉及营养、儿童精神科、儿童心理以及其他学科范畴。胃肠健康与情绪关系密切，可以说，胃肠也有记忆、有情怀、有情绪。所以在对待孩子喂养问题上，医学不是唯一的解决方案。给孩子创造一个与食物的美好相遇，并且养成良好的饮食习惯，这才是最最重要的。

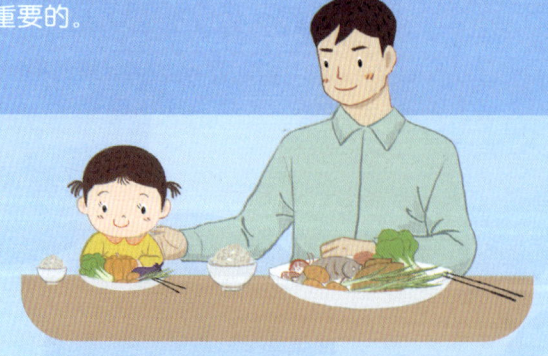

1. 作为家长，您遇到过下面的情况么？

场景一：我在孕早期发生了严重的妊娠呕吐，甚至闻到烹饪的味道都能引发呕吐，不得不在家休息。那时，正在播放热播剧，是一名很有名的歌手演唱的片头曲，非常好听。但自此以后，直到现在，只要听到这首歌，我就有恶心的感觉，在最初的一两年，情形更加严重，提到这首歌，我的胃部都感到不适。让我不解的是，女儿读中学的时候，在电视上听到这首歌，"妈妈换台吧，我不想听这名歌手唱的歌。"为什么？"觉得胃不舒服，还有些恶心"。"你这也像你妈妈。"

相信有些妈妈会有相似的经历，特别是有严重妊娠经历的妈妈，有的甚至当再次看到孕期所穿衣服的某种颜色、所使用洗发水的气味等等会再次引发恶心的感觉。这说明我们的胃肠会有记忆，这种记忆甚至可以与颜色、气味、听觉联系在一起。

场景二：果果出生后3天，含着奶嘴，不吸吮，妈妈挤了挤奶头，试图让宝宝吃到"现成的奶"。结果，奶汁从果果的嘴角流出。爸爸用纱布擦干净宝宝面颊上的奶汁，用力大了些，态度也不是很友好。宝宝撇撇小嘴，现出难过表情。在接下来的几天里，宝宝吃奶时，只要爸爸走到面前并大声说话，宝宝都会把奶头吐出来，皱起眉头，很不愉快的样子。

果果到了添加辅食月龄，妈妈调了很稠的米粉，第一口顺利喂了进去，用了很长一段时间，宝宝才把米粉吞下，表情不是那么的愉悦。再喂第二口，宝宝不张嘴了，妈妈耐心地一次次尝试，在宝宝吭叽张开嘴巴瞬间，爸爸乘机把一勺米粉送到宝宝口中。结果宝宝大哭，险些发生气管异物。可想而知，在接下来的时日里，辅食添加遇到了困难。

婴幼儿和儿童对不愉快的进食经历记忆深刻，而幼时不愉快的进食经历可持续相当长的一段时间，甚至到青少年。不愉快的进食经历可以成为宝宝厌食的独立因素。

场景三：一家人围坐在餐桌旁，4岁的禾禾欢天喜地上桌了，快速用眼睛扫了一下饭桌，正准备取菜，妈妈马上做起了高参"听妈妈话，多吃胡萝卜，长得高高的"。奶奶也急忙说，"来，奶奶给大孙子夹一块肉，多吃肉有力气，壮得和一头小牛似的。"

家庭聚餐的时候经常会出现这一幕。所有父母都希望孩子身体健康，壮壮实实的，是的，父母的心情可以理解。然而，这样的关爱对孩子真的好吗？大人的这些友善的建议，孩子是怎么理解的呢？其实，孩子理解的"好"往往是具有排他性的。当妈妈说胡萝卜好的时候，孩子就会认为，桌子上的其他食物就是坏的，孩子自然就拒绝不被推荐的食物了。作为家长，我们不要用自己的饮食喜好影响孩子的选择。

培养宝宝良好的饮食习惯

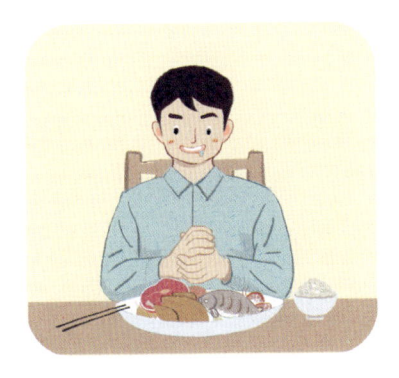

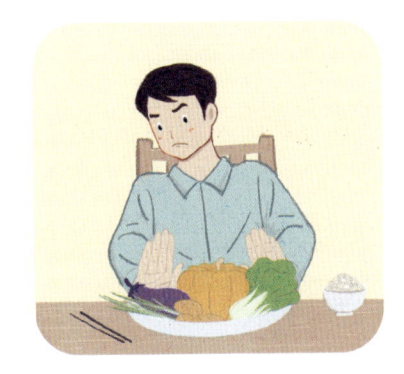

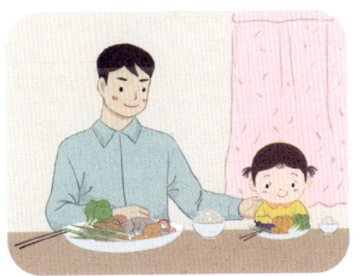

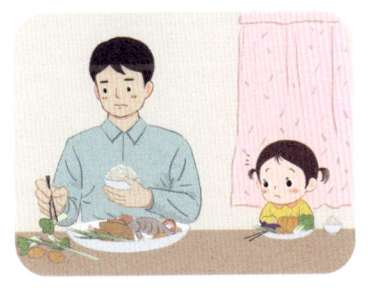

- 培养宝宝良好的饮食习惯应避免孩子厌食、挑食。父母应该以身作则,在饮食习惯上、饮食礼仪上为宝宝树立正面榜样。

- 爸爸是一个特别挑食的人,平时只喜欢吃肉,不喜欢吃菜,特别是绿叶蔬菜。爸爸格外重视宝宝的营养和健康,所以经常哄宝宝吃菜,告诉宝宝绿色蔬菜对身体好。而自己却把自己碗中的菜挑出去。

- 爸爸妈妈们只有自己不挑食,营养均衡,才能给宝宝做一个好榜样。

2. 良好饮食习惯奠定孩子好胃肠

随着宝宝添加的食物种类和量越来越多，丰富的食物带给味蕾丰富的感受，越来越多的宝宝喜欢上了正餐。这也是宝宝迈向成人饮食的关键期，食物品味和饮食习惯养成的关键期。

随着食品问题的日益严峻，食育教育也逐渐走进大众的视线。"食育"，顾名思义，就是以实物为载体的教育，关于一个人的饮食和生活习惯。食育的叫法虽然起源于日本，但现在已经在全世界普及开来。日本的食育教育更注重环保，英美的食育一定程度上是为了解决儿童肥胖问题；瑞典的食育不只针对孩子，而已经成为一场全民运动；意大利更是将食育融合在各个学科中……其实食育在中国几千年的文化里早已有之，强调通过食物，强调与自然对话，与生命对话。食育涵盖了食品安全、健康饮食、饮食礼仪、与自然共处等诸多方面，食育进行得越早，孩子从中受益越多。如果想要对孩子的教育有所成效，必须从我们大人开始做起。

❖ 饮食习惯

宝宝1岁前，不在食物中添加食盐及其他调料，尽可能让宝宝吃到食物本身的味道，并逐渐养成喜欢原汁原味的新鲜食物。1岁以后，烹饪肉类食物时，可放少许低钠含碘盐，烹饪鱼虾类食物时，可放少许葱姜醋，不要放盐，即使是低钠盐也不需要，更不需要放含碘盐。不建议在烹饪食物时放蔗糖、冰糖、黄油和花生酱等调味品。从小养成孩子喜爱多样、新鲜、清淡的饭食，避免孩子喜欢上重口味的食物，如高脂、高盐、高糖和过高蛋白质的食物。

❖ 用餐习惯

鼓励宝宝细嚼慢咽，发现宝宝狼吞虎咽地进食，及时提醒宝宝慢慢咀嚼食物，一点一点下咽，并生动地告诉宝宝这样做的好处。比如，你这样狼吞虎咽，你的胃会非常非常难受的，就如同拉扯宝宝的皮肤（可尝试轻轻拉扯，逐渐用力，让宝宝感到微微的痛）。

进餐时不大声喧哗，嘴里含着饭菜时不能说话，一定要把饭菜咽下去才能开口说话。

根据宝宝食量取食，宝宝能吃多少盛多少，宁少勿多，因为少了可以再取，养成不剩饭的好习惯。

❖ 分餐制

我国多数家庭不实行分餐制，要在菜盘中放置公共勺或筷子，告诉孩子要用公共勺或筷子取菜放到自己碗盆中，再用自己的勺或筷子吃。培养宝宝良好的饮食卫生习惯。

告诉宝宝未完成进餐时，不能擅自离开餐桌，如果有需要暂时离开时，要向父母知会一声，并告诉宝宝尽快回到餐桌上。

培养宝宝良好的饮食习惯，传承悠久的饮食文化，父母责无旁贷，父母的榜样作用至关重要。培养宝宝对食物的敬畏之心，让宝宝知道食物从种植养育到餐桌上，每一步的艰辛劳动和付出，学会爱护食物，不浪费1粒米1滴水。学会感恩为我们提供食物的劳动者，感恩为我们烹饪食物的人们。

3. 关于"挑食",宝宝有话说

现在,很多父母都非常注重宝宝营养素的摄入,宝宝摄入的营养素是否足够?宝宝是否缺钙、铁、锌?宝宝是否缺维生素?在父母中盛行着这样一种假说,宝宝所摄入的膳食种类足够丰富,品种变化足够多,才能保证全面的营养素供应。可问题是,儿童,尤其是婴幼儿,能吃的食物种类有限。宝宝难如父母所愿,所以,"挑食""厌食""偏食""不好好吃饭"的孩子就多了起来。

描述儿童进食行为的名词很不统一。

食欲:是对食物的欲望或饥饿导致的进食需求。说儿童食欲好或食欲差,是指他们自愿进食的综合愿望。

临床上的厌食症:指的是神经性厌食,是指以恐惧肥胖为特征的一种情况,下面所谈的喂养问题不涉及厌食症。

"挑食""偏食""厌食""难伺候""不好好吃饭":父母眼中的这些现象,是以有选择的吃东西为特征的,指的是食物的品种多寡,说的是食量的多少,而非热量的高低和营养素的全面与否。医学术语上,父母眼中的这些问题,其界限和指向并不是十分清楚。到什么程度就是挑食?什么时候就是偏食,怎样就算是宝宝在吃饭方面是难伺候的?达到何种程度就是厌食?"不好好吃饭"包含那几层意思?这些都不是很清楚。

总的来说,在父母眼中的喂养问题,主要集中在摄入的食量小,其次是摄入的食物种类少。

延展阅读

有科学家对6~11岁的小学生进行了研究,这些小学生被说成是"挑食的孩子",但认定他们是否挑食,所使用的判断标准,与食品的种类有并无明显关联,仅仅与食量有关,有时,不愿意吃新品种的食物也被归为挑食范畴。

被父母说成是"挑食""偏食""厌食""难伺候""不好好吃饭"的孩子,与其他孩子有什么不同吗?实际上,食物与非食物之间并没有简单地天然区分,所有的儿童都必须是挑食的孩子,他们必须选择摄入那些营养价值高、无毒害以及无致病微生物的食品,所以挑食这个词是相对的。挑食的孩子只不过比他们的父母所期望的稍微挑剔了一点儿。

科学家们对挑食的孩子进行了研究,这些挑食的孩子都是初学走路的幼儿,利用判断标准认定,挑食的孩子所摄入的食品种类很少,但总的能量摄入几乎等同于另外一组对照组的幼儿。与膳食许可量RDAS关系数据分系,挑食的孩子所摄入的钙、锌、维生素D和维生素E低于膳食许可量的推荐值,但对照组的孩子也低于推荐值。在这方面,挑食的孩子与对照组的孩子之间没有明显的差异。也没有数据说明挑食的孩子在身高和体重方面受到不利的影响。

恐惧没有吃过的新食物,是孩子挑食的主要原因之一。科学家对一组挑食的幼儿进行了跟踪调查,从2岁跟踪到7岁。挑食行为没有显著改善,但与同龄对照组的儿童相比,在饮食摄入量和生长发育方面并无差别,也没有发现挑食与营养不良有关。

对4个月~24个月的婴幼儿研究发现,由父母认定的挑食孩子其比例,随年龄的增加而增多,4个月~6个月被认定是挑食孩子的占19%,19个月~24个月占50%。在调查中发现,虽然挑食的孩子对某些营养素的摄入量很低,但平均摄入量都超过了推荐量;挑食的孩子体重多数都在同年龄体重的第25个百分位以下(低于第3个百分位为异常)。

科学家对135名,3岁~5岁挑食的孩子进行了调查,父母根据一份"你的孩子是一位挑食者吗?"的李凯特氏量表加以判定。孩子们在实验室里吃自助午餐,在家里的冷藏柜中,储备了足够的食物,以满足每一个孩子在家里24小时所需的食物。

调查结果显示,在135名孩子中,有29名被父母认定为挑食的孩子,多数为4岁~5岁的孩子。父母所认为的挑食,主要基于4种情况:吃的食品种类少;需要采取特殊的方式烹饪才肯吃;很难接受新品种食品;对某种食物的喜欢或厌烦感非常强烈。

在家里,所摄食物的数据显示,父母根据李凯特氏量表认定的挑食孩子,蔬菜吃得少,平均每天吃11种~12种食物,对照组吃12种~13种。但是,挑食孩子的能量摄入并不很低。在吃饭时间和进食速度上,两组之间没有差别。

4. 挑食宝宝的应对办法

宝宝每天的食量不可能一成不变,今天吃的少一点,明天吃的多一点都是很正常的现象。宝宝的食欲也不会每天都像妈妈所期望的那样旺盛，今天可能很爱吃饭，明天可能就不那么爱吃了，这顿吃得还很香，下顿就不那么爱吃，也不能就此认为异常。如果妈妈把孩子偶尔不爱吃饭视为厌食，或带孩子看医生，或强迫孩子进食，或表现出急躁情绪，不但不能增进孩子的食欲，反而会引起孩子对吃饭的反感。重点要知道如何观察孩子，判断是偶尔性挑食，还是形成了偏食的习惯，并根据具体情况找到改变孩子食欲的方法。

❖ 饮食单调

倘若给宝宝提供的膳食比较单调的，比如，出生后即采用婴儿配方粉喂养，而配方粉的味道是一成不变的。母乳的味道则不然，会随着妈妈摄入食物的丰富性而发生变化。在辅食添加初期，每天喂米粉糊，味道和性状几乎无变化，如此单调的饮食结构，使口味大减，难免会出现"见饭就饱"现象。

❖ 锌缺乏

营养素缺乏也会导致厌食，有试验证明，锌缺乏与厌食有关。缺锌也可能是营养不良的表现之一。是挑食导致的缺锌，还是缺锌导致的挑食，很难有明确的解答。挑食的原因有很多：腹泻性疾病带来的厌食感、有条件的对某食品的反感、见饭就饱、微量元素缺乏，都可能对挑食起着一定的作用。

❖ 短时食欲欠佳

孩子生病期间，会有食欲降低食量减少，尤其是发热时，孩子食欲会比较差。胃部着凉或吃了过多的冷食，因摄入过多食物或高热量食物导致孩子积食等等，都可能造成孩子短时间的食欲欠佳。

父母应对：不能因此视为孩子厌食，切莫强让孩子进食。如果孩子能够表达，问一问孩子想吃什么喝什么。孩子不会表达，父母根据情况给孩子准备易消化清淡饮食。夏季，胃肠疾病高发，治愈后会导致一段时间的胃肠功能紊乱。这也不能视为孩子厌食。随着季节的转凉，消化功能的改善，孩子食欲会恢复正常的。

❖ **由于不良的习惯导致的食欲欠佳**

喜欢吃零食、冷食，喝饮料，暴饮暴食，进食不能定时定量，都会造成消化功能紊乱，给胃肠带来负担。零食饮料等大部分都是经过加工的食品，高糖、高脂、高化学添加剂、高调味剂，低维生素、低矿物质、低纤维素，保质期长而新鲜度低。摄入这些食物肯定会排挤正餐，带来一系列进食问题和疾病。

关于营养成分或盐摄入量	
0岁~1岁	不需要额外添加食盐，即使添加辅食也不需要给宝宝添加任何调味料。
1岁~2岁	每天食盐摄入量≤1克
2岁~3岁	每天食盐摄入量≤2克
4岁~5岁	每天食盐摄入量≤3克
成人	每天食盐摄入量≤6克
	WHO建议每天成人食盐摄入量≤5克

父母应对：首先要学会看成分，选择尽量健康的零食和饮料。自己看成分表，决定品种和数量。其次，在数量上要控制，婴幼儿的

饮食建构中，零点只占很少的部分，大约是正餐的10%~20%。再次，要合理安排进食时间，避免影响正餐摄入。最后，尽量自己做有营养的小零食。

小贴士

添加糖是指人工加入食品中的糖类具有甜味特征，包括单糖和双糖，常见的有蔗糖、果糖、葡萄糖、果葡糖浆等。

第三章

宝宝胃肠健康，食品安全数第一

　　家长们都知道，《食品安全法》在我国是经立法通过，以主席令公布实施的国家法律，从法律层面来说，其所含的各项条款、所列事由，可能不是每一条都和我们的家庭生活息息相关。但是从健康的层面来说，妈妈们应该了解我们经常谈到的宝宝喂养中的"食品安全"。关于婴幼儿喂养的食品安全，实际生活中我们应该关注那些呢？一起来看下吧。

有机食品

绿色食品

无公害食品

1. 如何为宝宝选择安全食物？

给宝宝选择食物基本原则

尽可能购买新鲜食品，食物的新鲜性是食品安全的基本保证。

尽可能购买应季食物，非应季食物需采用特殊种植方法或特殊保存方法，自然生长和未经过长期储藏的食物安全性更大一些。

购买外观完整的食物，有破损或切开售卖的食物易遭受病菌侵袭，安全性要低于完整食物。

多选择当地生长的食物，适宜当地生长的食物更适合生活在这块土地的生命。

多选择未经加工过的食物，如蔬菜和水果经过清洗切开等加工，会流失部分营养成分，也增加了污染机会。

少给宝宝购买成品、半成品和即食食品，尤其不要购买未标明儿童可食的食物，减少化学添加剂的摄入。

少给宝宝购买腌制、熏烤、油炸和酱制食品，以免宝宝摄入高盐高油高脂和重口味食物。

少给宝宝购买饮料，特别是含糖、碳酸、食物色素、甜味剂、茶碱和咖啡因的饮料；这些饮料会减少宝宝的正餐食量，降低宝宝食欲，影响清洗和睡眠。

购买真空包装食品要注意是否已经破损进气，与食物直接接触的包装材料，尽量选择玻璃、不锈钢、搪瓷和铁制的，少选塑料和铝制包装。

不要购买超过保质期或临近保质期不能在保质期内食完的食物。

不要购买放置不符合温度要求的食品，如酸奶和生鲜食物。

不建议给宝宝购买冷冻海产品，建议购买活的海鲜和冰鲜海鱼。

购买肉类、海产品和禽类食品时，要到有冷藏和冷冻设备的店铺购买。

❖ 如何给宝宝选择安全的水？

人体对水的需要量随人体的年龄、体重、气候及劳动强度而异。年龄越大，每公斤体重需要的水量相对较小，婴儿及青少年的需水量在不同阶段也不相同，到成年后则相对稳定。正常人每天每公斤体重需水量为40毫升，即体重60千克的成年人每天需水量为2.5千克。夏季或高温条件下劳动、运动时大量出汗，甚至可高达5000毫升。婴儿的需水量比成年人多几倍。如一岁婴儿需水量为120毫升/千克～160毫升/千克体重，10岁儿童需水量为80毫升/千克体重。

饮用符合国家标准的自来水，对宝宝来说是安全的。现在市面上出现了很多专供宝宝的婴儿水，目前世界并没有一个关于婴儿水的标准，所以婴儿水更多的只是一种营销概念。家长购买时需要仔细辨别，注意水质安全。购买水要到有好的口碑和信誉的商家并购买信得过的产品。现在很多妈妈都习惯网上购物，但注意购买食品时，一定要注意观察店家信誉和品牌，要注意阅读买家评价，尤其要注意差评内容，如果差评是涉及质量问题的，不建议购买。

❖ 怎样给宝宝选择谷薯类食材？

常吃的谷物包括米、面、豆、薯类。个别宝宝会对麦粉过敏，所以最初的辅食添加是米做成的粉，选取的主要是稻米。小米、高粱米、高粱、薏米、紫米、玉米都属于杂粮，杂粮相对于稻米不易消化，故建议晚些添加。豆类有红豆、绿豆、豌豆、黄豆等也比较难消化，有的宝宝会对黄豆中的大豆蛋白产生过敏反应，故婴儿期不建议添加黄豆。薯类有较好的润肠作用，有便秘的宝宝可适当添加薯类。马铃薯属蔬菜类，因其更接近红薯，可作为主食做成土豆泥给宝宝吃。谷物存储不好易霉变，购买时一定要注意。

给宝宝购买谷物时，一定要注意质量，谷物容易发生霉变，霉变食物有细胞毒性，且不能给宝宝吃发霉的谷物。购买谷物要到有信誉的超市和网站，知名不意味品质。减少精白米精白面，增加全谷物食物的摄入。

❖ 怎样给宝宝选购全谷物食品？

看看成分表里是否带有"全"字，比如全燕麦、全麦面粉、全谷物玉米、全黑麦等。有些食品即使标注了"多谷""100%小麦""高纤维""全麦"等，但其实只是添加了麸皮，缺少胚芽，不属于全谷类，购买时需要仔细认清。选燕麦片时，尽量选择纯燕麦片，而不是添加了各种成分，如白砂糖、植物油脂粉等的"营养燕麦片"。纯燕麦片含有更高的营养成分，如膳食纤维。尽管没办法保证所有粗粮都是全谷物，如有些全麦面粉缺少胚芽，不属于全谷物。但仍然建议多选购这些粗粮，如玉米、黑米、燕麦、高粱、荞麦、小米、小麦胚芽。

延展阅读

我国百姓把全谷物称为粗粮，把经过精细加工，去除了整粒谷物中的麸皮/胚芽称为细粮。更为普遍的叫法把稻米（大米）和小麦（白面）叫作细粮，除此之外的谷物都叫作粗粮，如黄米（小米）、秫米（高粱米）、江米（黏米）、黑米、薏米、紫米、红豆、绿豆、黄豆、荞麦（大麦）、燕麦等。我们常说多吃五谷杂粮有利健康。古人所说的五谷指的是稻、黍、稷、麦、菽。现在人说的五谷指的是水稻、小麦、大豆、玉米和红薯。

我国目前暂时还没有对全谷物或全谷物食品的官方定义。美国全谷物理事会（Whole Grain Council，WGC）对全谷物的官方定义是：全谷物或全谷物食品应含有整粒谷物种子中所具有的全部组分和天然成分。如果谷物被加工过（例如碾碎、碾压、挤压或烹煮），这个产品应该具有和原始谷物种子相当比例的营养成分。发布的全谷类食品标签中规定：(1) 对于基本标签：每份至少含8克全谷物，至少51%的谷物成分为全谷物；(2) 对于100%全谷物标签：每份至少含16克全谷物，产品中所有谷物均为全谷物。美国食品和药物管理局（Food and Drug Administration，FDA）认为，具有完整的或经过碾磨、压碎或压片的谷物，其主要组成成分包括胚乳、胚芽和麸皮，并且与原谷物有相似的比例。

❖ **怎样给宝宝选择果蔬?**

果蔬富含维生素、矿物质和纤维素,提供宝宝成长过程中必备的营养元素。选择果蔬的第一是要新鲜,因为这些营养会随着时间而流失;购买后保存方式要得当;第二是尽量选择成熟度高的,因为成熟的果蔬所含营养成分一般比未成熟的高。因为果蔬,特别是水果经常是直接食用,所以清洗要特别注意:一般是采用"冲洗——浸泡——冲洗"的步骤,浸泡时间不少于10分钟。

虽然蔬菜和水果在营养成分和健康上有很多相似之处,但他们属于不同的食物种类,营养价值各有特点,不能相互替代。水果不能

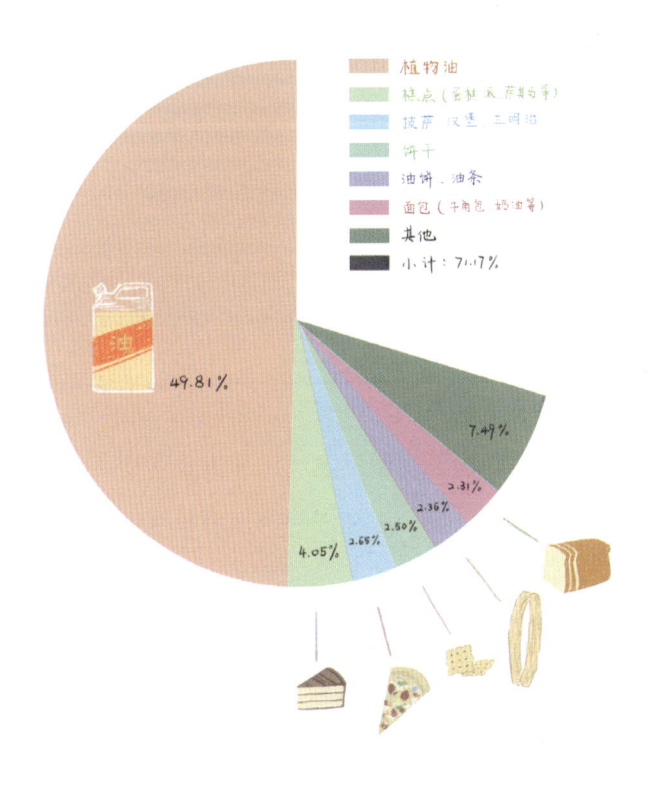

代替蔬菜，蔬菜品种多于水果，而且蔬菜的维生素、矿物质、膳食纤维和植物化合物的含量多高于水果。同时，蔬菜也不能代替水果，水果中碳水化合物、有机酸、芳香物质比新鲜蔬菜多，而且水果多是生食，不用加热，营养得到完整保留。

❖ 怎样给宝宝选择鱼类食材？

鱼肉细腻味道鲜美，含宝宝生长发育所需的优质蛋白和脂肪酸，选择鱼肉中没有鱼刺的鱼类，给宝宝添加鱼肉，重要的一点是安全，千万不能把鱼刺喂到宝宝嘴里！亚洲宝宝较少对鱼过敏，如果宝宝对鳕鱼和鲑鱼过敏，不意味着宝宝对其他种类的鱼也过敏，不要因为宝宝对某一种鱼过敏就完全放弃鱼类辅食。失去生命的鱼肉非常容易腐败，要购买活鱼或冰鲜鱼，不建议给宝宝购买冷冻鱼，尤其是切开后的冷冻鱼。

带壳类海产品容易引发过敏，依次是虾、蟹、贝和蚌，人们习惯称其为海鲜，建议晚些给宝宝吃海鲜。海鲜一定要保证是活的，以免造成严重的腹泻病。

❖ 怎样给宝宝选择肉类食材？

肉类食物有禽类和畜类，禽类肉含脂偏低，畜类肉中的猪肉含脂较高，牛羊含脂较猪肉低。故给宝宝添加肉类食物，建议：先添加禽类，后加畜类；在畜类里，先加牛羊肉，再加猪肉。在给宝宝添加肉类食物时，要仔细观察宝宝有无异常情况，如腹泻、便秘、呕吐、厌食或皮疹等，如果出现异常停止添加，过段时间再尝试。不能耐受某种肉类食物，不意味着其他种类的肉也不能耐受，可尝试其他种类，以免因缺乏营养摄入导致营养失衡。

❖ **怎样选择婴儿配方食品？**

婴儿配方食品是官方正规命名，人们习惯和熟悉的叫法是"婴儿配方食品粉"。故，以下所说的婴儿配方食品，新手父母可理解为"婴儿配方食品粉"。

如果您给宝宝选择了混合喂养或人工喂养，则需购买婴儿配方食品。选择婴儿配方食品时，让您纠结的事有不少——什么牌子的好？选国产的，还是进口的？是网购，还是去实体店购买？选购国外的，是在网上海淘，还是让朋友代购？新手妈妈都是如何在纠结中做出重大决策的呢？大多数新手妈妈，会听取朋友圈和加入的育儿群聊中妈妈们的，新手妈妈也会上网搜索哪个牌子的口碑好，哪个牌子的销量大，哪个牌子上了排行榜，极少会有妈妈考虑价格。尽管妈妈最关心的是质量，但很少会基于此来选择，原因在于这样的选择，对于新手妈妈来说是有一定困难的。其实，选择安全食品，纠结的不只是新手父母，包括营养师和医生在内的专业人员，面对琳琅满目的婴幼儿配方食品同样难以抉择。

下面所列是选择中需注意的几点事项，供新手父母参考。

有婴儿配方食品国家标准或国际标准。

有生产日期、保质期、储藏方法。

有配方表和奶液调制方法。

有适应的年龄段。

有生产厂家的厂址和联系方式。

最好选择知名生产企业生产的知名品牌。

到有信誉的商家购买口碑佳的品牌。

尽管有很多如何给宝宝选择配方食品的讯息和手册,可对于新手父母来说,实际操作起来,仍不免有些不知所措。这其中就包括如何给宝宝购买婴儿配方食品（人们常把婴儿配方食品称为"婴儿配方食品粉"）。

现如今,信息高度发达,在手机上动一动手指,几乎没有搜索不到产品,获得产品信息可以说是唾手可得,购买产品也易如反掌。然而,面对琳琅满目的婴儿配方食品,新手父母很可能会一头雾水,不知所选。该给宝贝选什么样的配方食品呢?

6个月以下婴儿,最佳的食物是母乳,除母乳以外,不需要添加任何食物,包括婴儿配方食品在内的其他食品。婴儿配方食品上应标明"对于0~6个月婴儿最理想的食品是母乳,在母乳不足或无母乳时可食用本产品"。

当确定母乳不足或无法进行母乳喂养时,可选择适合0~6个月龄食用的婴儿配方食品（infant formula）。生产婴儿配方食品需要严格遵守食品安全国家标准《食品安全国家标准婴儿配方食品》。

0~6个月婴儿配方食品包括

乳基婴儿配方食品：指以乳类及乳蛋白制品为主要原料,加入适量的维生素、矿物质或其他成分,仅用物理方法加工制成的液态或粉状产品。适于正常婴儿食用，其能量和营养成分能够满足0~6个月龄婴儿的正常营养需要。

豆基婴儿配方食品：指以大豆及大豆蛋白制品为主要原料，加入适量的维生素、矿物质和/或其他成分，仅用物理方法生产加工制成的液态或粉状产品。适于正常婴儿食用，其能量和营养成分能够满足0~6个月龄婴儿的正常营养需要。

6个月以后，在母乳喂养基础上开始添加辅助食物，不意味着需要给宝宝添加婴儿配方食品，婴儿配方食品不是辅助食品。只有当母乳不足或无母乳时，才可选择婴儿配方食品补充母乳不足。因此，可供6个月以上婴儿食用的婴儿配方食品，应标明"6个月以上婴儿食用本产品时，应配合添加辅助食品"。

较大婴儿（6个月~12个月）和幼儿（12个月~36个月）配方食品

以乳类及乳蛋白制品或大豆及大豆蛋白制品为主要原料，加入适量的维生素、矿物质或其他辅料，仅用物理方法加工制成的液态或粉状产品，适用于较大婴儿和幼儿食用，其营养成分能满足正常较大婴儿和幼儿的部分营养。产品标签上应标明"需配合添加辅助食品"。生产较大婴儿和幼儿配方食品需严格遵守食品安全国家标准《食品安全国家标准 较大婴儿和幼儿配方食品》。

❖ **如何给宝宝选择婴幼儿谷类辅助食品?**

婴幼儿谷类辅助食品是以一种或多种谷物（如小麦、大米、大麦、燕麦、黑麦、玉米等）为主要原料，且谷物占干物质组成的25%以上，添加适量的营养强化剂和（或）其他辅料，经加工制成的适合6个月龄以上婴儿和幼儿食用的辅助食品。

婴幼儿谷类辅助食品

婴幼儿谷物辅助食品：用牛奶或其他含蛋白质的适宜液体冲调后食用的婴幼儿谷类辅助食品。

婴幼儿高蛋白谷物辅助食品：添加了高蛋白质原料，用水或其他不含蛋白质的适宜液体冲调后食用的婴幼儿谷类辅助食品。

婴幼儿生制类谷物辅助食品：煮熟后方可食用的婴幼儿谷类辅助食品。

婴幼儿饼干或其他婴幼儿谷物辅助食品：可直接食用或粉碎后加水、牛奶或其他适宜液体冲调后食用的婴幼儿谷类辅助食品。

在给宝宝购买婴幼儿谷类辅助食品时，要看产品标签上是否标明了产品类别。如"婴幼儿高蛋白谷类辅助食品""婴幼儿谷类辅助食品"等。"婴幼儿谷类辅助食品"应标明"需用牛奶或其他含蛋白质的适合液体冲调"。"婴幼儿生制谷类辅助食品"应标明"需煮熟后食用"。"婴幼儿高蛋白谷类辅助食品"应标明"用水或其他不含蛋白质的适宜液体冲调"字样。

父母在给宝宝购买辅助食品时，要清楚购买的是哪一类别的辅助食品，采取相应的冲调方法。所购买的辅助食品需严格遵守食品安全国家标准《食品安全国家标准 婴幼儿谷类辅助食品》。

2. 有机食品、绿色食品和无公害食品是不是更好的选择？

在食品工业化年代、垃圾食品、有毒食品等引发的食品安全问题，让家长越来越重视孩子"吃"这件事。因为大家都知道"吃着有毒食物长大的孩子，很难有美好的未来。"所以，奶粉、辅食、营养品的选择上，家长们都小心翼翼。希望有更多更好的食物选择，于是，市场上也出现了有机食品、绿色食品、无公害食品等品类繁多的食品。让我们一起来认识一下吧。

❖ 什么是食品？

指各种供人食用或者饮用的成品和原料，以及按照传统既是食品又是药品的物品，但不包括以治疗为目的的物品。

食品分类：

> 各种供人食用或饮用的成品。如糕点、面制品、调味品、茶叶等。

> 各种供人食用或饮用的原料（包括半成品）。如粮食、蔬菜、肉类、水产品类等。

> 按照传统既是食品又是药品的物品。根据卫计委 2002 年公布，既是食品又是药品的物品共 87 种。如生姜、枣、黑芝麻、甘草、白果（银杏）、鱼腥草、薄荷、罗汉果等。

❖ 什么是功能食品？

功能食品是指既具有一般食品的营养、感官两大功能，又具有调节人体生理节律，增强机体防御功能以及预防疾病，促进康复的工业化食品称为功能食品，亦称保健食品。

❖ 什么是强化食品？

强化食品是指添加有营养素（食品营养强化剂）的食品。作用：防治营养缺乏病。例如：加碘食盐、铁强化酱油。

❖ 什么是绿色食品？

绿色食品是指在无污染的条件下种植、养殖，施有机肥料，不用高毒性、高残留农药，在标准环境、生产技术、卫生标准下加工生产，经权威机构认定并使用专门标识的安全、优质、营养类食品的统称。

由于与环境保护有关的事物国际上通常都冠以"绿色"，为了突出这类食品出自最佳生态环境，因此定名为绿色食品，但此类食品并非都是绿色的。

农业部对"绿色食品"制订了生态环境标准、生产操作规程、质量和卫生标准。标准规定，"绿色食品"的原料产地必须具有良好的生态环境，其农业生产环境即农田、水源和大气等，不能有工业废弃物及其他有害物质污染；原料作物和产品生产过程中不能有化学肥料、化学农药、生长激素等有害化学物质的污染；加工时也不能有添加剂（化学色素、防腐剂等）的污染。

绿色食品必须同时具备以下条件：

产品或产品原料产地必须符合绿色食品生态环境质量标准。

农作物种植、畜禽饲养、水产养殖及食品加工必须符合绿色食品生产操作规程。

产品必须符合绿色食品产品标准。

产品的包装、贮运必须符合绿色食品包装贮运标准。

绿色食品分为两类：

一是，按产品级别分为初级产品、初级加工产品和深加工产品。

二是，按产品类别分为农林产品及加工品、畜禽类产品、水产品和饮品等。

按照要求，绿色食品必须在包装上印制绿色食品标志和文字等。识别许可证的方法是，编号前两位（LB）英文字母是绿色食品的标志代码、后面数码代表产品分类、批准年度、批准月份、省份国别、产品序号，最后一位（A）字母则代表产品分级。绿色食品标准分为两个技术等级，即AA级绿色食品标准和A级绿色食品标准：

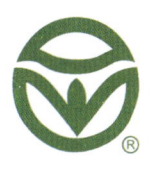

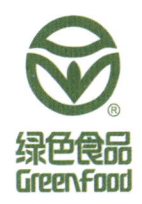

AA级绿色食品 在生产过程中禁止使用任何有害化学合成食品添加剂。标志与字体为绿色，底色为白色。

A级绿色食品 在生产过程中允许限量使用限定的化学合成物质。标志与字体为白色，底色为绿色。

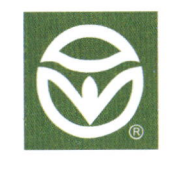

AA级绿色食品标志　　A级绿色食品标志

❖ 什么是有机食品?

有机食品也叫生态或生物食品。有机食品是目前国际上对无污染天然食品比较统一的提法。有机食品通常来自有机农业生产体系，根据国际有机农业生产要求和相应的标准生产加工的。除有机食品外，目前国际上还把一些派生的产品如有机化妆品、纺织品、林产品或有机食品生产而提供的生产资料，包括生物农药、有机肥料等，经认证后统称有机产品。

❖ 什么是有机食品

有机食品一词是从英文Organic Food直译过来的，其他语言中也有叫生态或生物食品等。有机食品指来自有机农业生产体系，根据有机农业生产要求和相应标准生产加工，并且通过合法的、独立的有机食品认证机构认证的农副产品及其加工品。

❖ 有机食品主要包括哪些品种

目前经认证的有机食品主要包括一般的有机农作物产品（如粮食、水果、蔬菜等）、有机茶产品、有机食用菌产品、有机畜禽产品、有机水产品、有机蜂产品、采集的野生产品以及用上述产品为原料的加工产品。国内市场销售的有机食品主要是蔬菜、大米、茶叶、蜂蜜等。

有机食品应具备的条件：

> 有机食品在生产和加工过程中必须严格遵循有机食品生产、采集、加工、包装、贮藏、运输标准，禁止使用化学合成的农药、化肥、激素、抗生素、食品添加剂等，禁止使用基因工程技术及该技术的产物及其衍生物。

有机食品生产和加工过程中必须建立严格的质量管理体系、生产过程控制体系和追踪体系，因此一般需要有转换期。

有机食品必须通过合法的有机食品认证机构的认证。

国际权威认证机构的有：

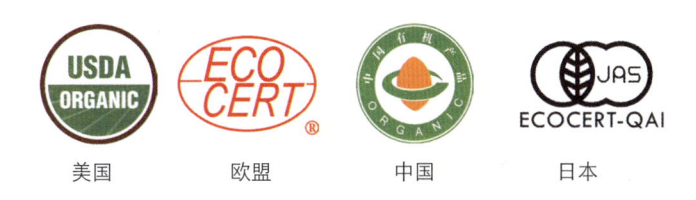

| 美国 | 欧盟 | 中国 | 日本 |

❖ 什么是无公害农产品？

无公害农产品是指产地环境、生产过程、产品质量符合国家有关标准和规范要求。经认证合格获得认证证书并允许使用无公害农产品标志的未经加工或初加工的食用农产品。

无公害农产品认证经过的环节：

省农业行政主管部门组织完成无公害农产品产地认定（包括产地环境监测），并颁发《无公害农产品产地认定证书》。

省级承办机构接收《无公害农产品认证申请书》及附报材料后，审查材料是否齐全，完整，核实材料内容是否真实、准确，生产过程是否有禁用农业投入品使用和投入品使用不规范的行为。

无公害农产品定点检测机构进行抽样、检测。

农业部农产品质量安全中心所属专业认证分中心对省级承办机构提交的初审情况和相关申请资料进行复查，对生产过程控制措施的可行性、生产记录档案和产品《检验报告》的符合性进行审查。

农业部农产品质量安全中心根据专业认证分中心审查情况，组织召开"认证评审专家会"进行最终评审。

农业部农产品质量安全中心颁发认证证书、核发认证标志，并报农业部和国家认监委联合公告。

❖ 何种产品才能冠以"无公害农产品"名称

在经过无公害农产品产地认证基础上，在该产地生产农产品的企业和个人，按要求组织材料，经过省级承办机构、农业部农产品质量安全中心专业分中心的严格审查、评审。符合无公害农产品的标准，同意颁发无公害农产品证书并许可加贴标志的农产品，才可以冠以"无公害农产品"称号。

❖ 有机食品、绿色食品和无公害农产品比较

无公害农产品应该是作为食品最基本的要求。绿色食品是中国政府主推的一个认证标准，有绿色AA级，和A级之分。AA级的生产标准基本上等同于有机农业标准。绿色食品是普通耕作方式生产的农产品向有机食品过渡的一种食品形式。有机食品是食品行业的最高标准。

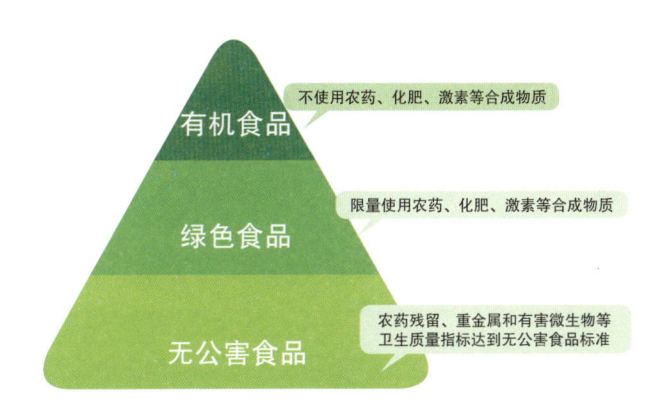

有机食品　不使用农药、化肥、激素等合成物质

绿色食品　限量使用农药、化肥、激素等合成物质

无公害食品　农药残留、重金属和有害微生物等卫生质量指标达到无公害食品标准

❖ **什么是转基因食品?**

转基因食品，就是通过基因工程技术将一种或几种外源性基因转移到某种特定的生物体中，并使其有效地表达出相应的产物（多肽或蛋白质），此过程叫转基因。以转基因生物为原料加工生产的食品就是转基因食品

科学家为什么要开发转基因作物？

提高产量，解决粮食短缺问题。

增强植物抗病性，减少农药使用。

节省生产成本，降低食物售价。

转基因作物可能的危害：

对蝴蝶等昆虫造成伤害。

影响周边植物生长。

产生有毒或过敏物质。

宝宝胃肠保卫战　53

转基因农产品分类

作物名称	新品特性
转基因大豆	抗除草剂、出油率高（美国）。
转基因玉米	抗除草剂（美国）。
转基因土豆	只含支链淀粉，在食品、造纸和纺织有广泛用途（德国） 含乙肝疫苗的土豆（美国）
转基因番茄	抗盐碱、抗干旱、提高番茄红素含量（美国）。
转基因大米	黄金大米，增加了胡萝卜素含量（美国）。

❖ **怎么识别转基因的农产品？**

除非生产者（种植基地或者食品加工商）声明使用了转基因成分外，人类的肉眼几乎无法识别。网络上传播的快速鉴别方法几乎都是不可靠的。普通消费者唯一可信的就是权威机构的检测报告。

❖ **CCIC 非转基因产品认证标志**

CCIC非转基因产品认证标志仅用于按照《CCIC非转基因身份保持认证规范》生产或加工并经CCIC质量认证公司认证的相应的非转基因产品。

CCIC非转基因产品认证标志的图形与颜色要求如图所示。

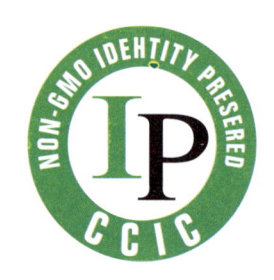

3. 如何让宝宝远离食源性疾病

世界卫生组织（WHO）指出，不安全食品一直是影响人类健康的大问题。尤其是婴儿的食品安全问题越来越引起社会关注。父母也应竭尽所能给宝宝提供更安全的食品，避免宝宝罹患食源性疾病。WHO的统计显示，在世界范围内，每年有180万人死于因食用被污染食物和饮用水导致的腹泻病。而正确制备食物可以预防大部分食源性疾病的发生。

什么是食源性疾病？我们将由于食入被病菌（危险的微生物）或毒物（有毒化学物质）污染的食物而导致的疾病统称为食源性疾病。食源性疾病最主要的表现一般有胃痛、呕吐和腹泻。

自然界存在的微生物，根据其对人体有利还是有害可以划分为3种：好的、坏的和危险的。好的微生物对人体有益，可促进食物在胃肠道中的消化，还可用来制造食物和饮料，以及用来制药等；坏的微生物通常不会导致疾病，但可能改变食物的味道和外观；危险的微生物则能使人生病，甚至导致死亡。医学上亦将这类微生物称为病原体。被病原体污染的食物不一定都能从外观上看出来，也不一定可以从味道的改变上得到提示。

自然界的微生物无处不在，粪便、土壤、水、鼠类、昆虫、家畜、家禽、人的口鼻手皮肤和肠道等都存在微生物。人类皮肤上亦存在众多微生物，约每平方厘米十万个细菌，它们构成了人体第一道防线，能有效阻止危险微生物——病菌侵袭机体。当机体免疫力低下、机体处于亚健康或罹患某些疾病时，原本不会导致疾病的微生物可能对机体造成伤害而引起疾病发生。

4. 宝宝食品安全，讲究卫生很重要

❖ 注重手的清洁

手是微生物转移和传播最常见的媒介。因此，接触食物、喂奶、冲奶、制作辅食、给宝宝喂食和做饭前都要有效洗手。给宝宝换尿布、洗屁股、如厕、擤鼻涕、打喷嚏时用手捂嘴、接触污染物、使用消毒和清洁用品、接触宠物、吸烟、触摸生肉和动物后，一定要有效洗手。

什么才是有效洗手？

用流水将手弄湿（最好是温热水，热水有助于清除油脂、污垢和细菌）。

涂肥皂或洗手液，搓手20秒，包括手指尖、指甲缝、指缝、手背、手腕、手指等分部搓洗。

用流动水冲掉肥皂沫。

用干净毛巾或干纸巾把手擦干，时间充分时也可以等待自然晾干，以避免毛巾等物品的二次污染（毛巾一定要定期清洗）。

❖ 保持厨房厨具餐具清洁

要保持厨具、餐具洁净干爽，宝宝餐具应定期煮沸消毒。潮湿是细菌滋生的良好条件，因此要保持厨具干爽。对容易滋生和隐藏病菌的抹布、刷子等要定期更换，冰箱要定期清理。根据不同的使用情况选择不同的抹布，比如用来洗碗的抹布不能擦砧板和案板，以避免微生物传播。

有效洗手小步骤

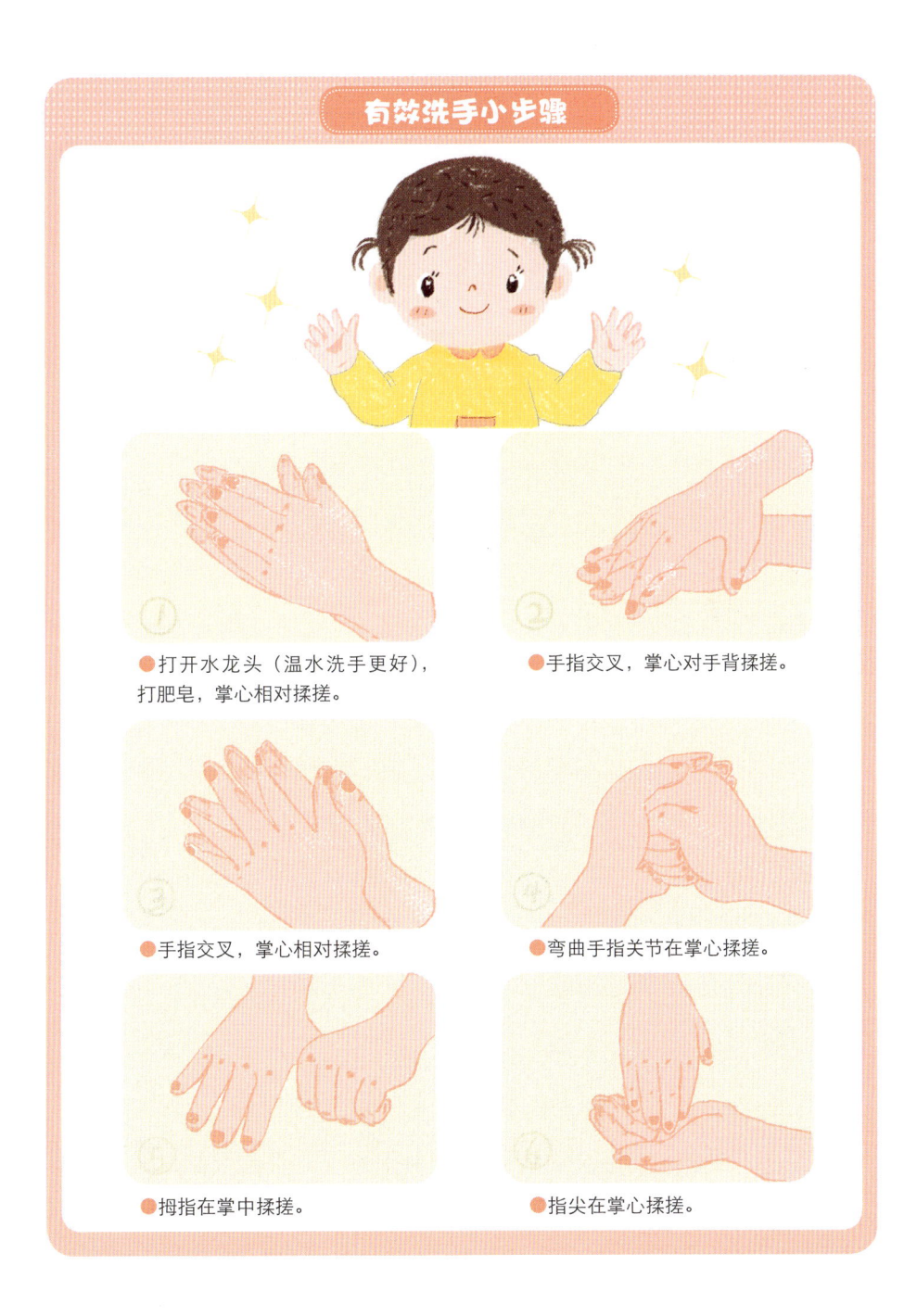

- 打开水龙头（温水洗手更好），打肥皂，掌心相对揉搓。
- 手指交叉，掌心对手背揉搓。
- 手指交叉，掌心相对揉搓。
- 弯曲手指关节在掌心揉搓。
- 拇指在掌中揉搓。
- 指尖在掌心揉搓。

宝宝胃肠保卫战

炊具、餐具、抹布和案板的定期消毒可以选择自制的消毒液清洗（自制消毒液的配制方法：漂白剂5毫升加750毫升水）；不怕烫的厨具也可用开水消毒。还可以用4%的碱水、5%的苏打水和10%的盐水配制成清洗液进行清洗。

❖ 妥善处理宝宝排泄物

妈妈们都有个同感，即使是宝宝的大便也不会嫌弃。所以给宝宝处理大便时，即使粪便沾到手上，妈妈也不会在意。在科学的角度，一定要妥善处理宝宝排泄物，尤其是某些特殊时期。

比如宝宝罹患轮状病毒肠炎时，会有大量病毒随大便排出体外，可持续一周左右，几乎伴随整个腹泻期；如果妈妈不妥善处理大便，随大便排出的病毒很可能会引起宝宝二次感染，因此应对宝宝粪便进行有效包裹、密封；建议使用一次性的纸巾或纱布进行清洗护理；接触到粪便的器皿都要用消毒液浸泡或沸水烫洗，并有效清洁双手；尽量避免处理排泄物的接触人接着给宝宝制作食物等。

其他情况比如细菌性肠炎，尤其是细菌性痢疾，属于乙类传染病，需要及时报告医院并上报相关部门等。因为罹患这些疾病时患儿粪便会有很强的传染性，与患儿密切接触的孩子，尽管没有接触到宝宝粪便，都有被感染的可能；如果父母在处理宝宝大便时毫不在意，造成宝宝二次感染的机会大幅增加，甚至妈妈自己都面临被感染的危险，这时候就需要按照相关部门的指导进行隔离及有效处理。所以，宝宝患腹泻病时，妈妈一定要妥善处理宝宝排泄物，降低二次感染。

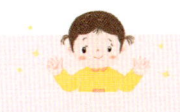

郑大夫小课堂

宝宝溢乳,需要治疗吗?

溢乳是胃食管反流的结果,不影响宝宝健康的生理性胃食管反流俗称溢乳。婴儿易出现生理性胃食管反流的原因是:婴儿胃呈水平位,胃部肌肉和消化道功能尚未发育完善,胃部出口幽门相对紧张,而胃的出口贲门相对松弛。当宝宝吞入较多空气或哺乳过多时,乳汁常随着气体流出而溢出。

生理性胃食管反流(溢乳)多发生在1岁以内婴儿,尤易发生在半岁以内婴儿。轻度反流只是有少量乳汁从宝宝嘴角流出,吐奶量在15毫升~30毫升,偶尔较多,偶尔极少。溢乳较多时宝宝会因为饥饿而不安甚至哭闹,但不会因为溢乳而影响情绪,吐奶后还是很快乐的。这种情形每天可能会发生数次,也可能会几天发生一次。6个月内80%的婴儿不再溢乳,12个月内90%的婴儿停止溢乳。生理性胃食管反流不影响体重增长和健康,无须采取医学措施,随着月龄增加会逐渐减轻至消失。

妈妈如何确定宝宝是生理性还是病理性的胃食管反流呢?简单易行的方法是:观察宝宝吐奶前后的精神状况、情绪好坏、有无痛苦表情;监测宝宝体重增长速率,是否偏离了正常同龄儿生长曲线图范围。

如果吐奶量较大且频繁发生,或由于吐奶出现了其他并发症,包括:生长发育迟缓、窒息或吸入性肺炎和食管炎等,就属于病理性胃食管反流了。病理性胃食管反流需要带宝宝看医生,由专业医生对宝宝做进一步评估,根据评估做出诊断,施以合理治疗。

5. 如何正确制备和放置食物？

❖ 生熟食品需分开放置和制备

生的食物可能含有病菌，尤其是肉、海产品、禽类和汁类食品。购物时，要把生食和熟食分开包装和携带。存放冰箱中时，也应分开放置，可以使用密封袋或带盖的容器。放置过生食的器皿一定要清洗干净并自然晾干。浸泡过生肉或海产品的水要及时倒掉；要避免洗生食，尤其洗生肉的水溅到熟食或即食品上。

制备食物时，也要注意一定将生食和熟食分开放置。切生食和熟食的刀具、砧板要分开。如果没有足够的刀具，要记得先切熟食再切生食。切生食后，尤其是生肉和海鲜等食物，一定要对厨具进行彻底清洁，用流动水冲洗并建议用开水烫一次。

❖ 要确保食物全熟

研究表明，食物加热到70℃以上后可杀死大多数病菌。烹饪儿童食物时，一定要保证食物全熟：大块的肉、整鸡、整鸭和整条鱼要延长烹饪时间，使其熟透，以消灭可能的病菌和寄生虫。放置在冰箱中的熟食，食用前要充分热透，以杀灭可能存在于食物中的病菌。因为微波炉加热受热不均，可能会留下能使病菌生存的冷点，一定要充分加热。使用微波炉加热时要注意包装袋和器皿的安全，有些塑料包装袋加热后会释放有毒物质，要小心使用。建议使用玻璃、不锈钢、搪瓷器皿。

❖ 如何正确地保存食品？

有数据显示，5℃~60℃范围内放置的食物最容易造成微生物繁殖；温度在-5℃或60℃时，微生物繁殖速度会减慢甚至停止繁殖，但不足以杀灭微生物。

也就是说，在室温下存放食物，微生物会迅速繁殖。在室温下放置2小时以上的熟食有滋生病菌或被病菌污染的可能。因此，熟食或打开包装的食物应及时放入5℃以下的冷藏室，再次使用前，应充分加热到60℃以上，加热过的食物不能再次冷藏存放或再加热。有条件的情况下，建议把剩菜剩饭和打开包装袋的食物贴上存放时间，及时食用，以免误食存放超期的食物，引发病菌感染罹患食源性疾病。

需要注意的是，冰箱不是无菌环境，更不能杀灭病菌。熟食、打开真空袋的食物和切开的水果蔬菜即使是在冰箱也不宜久放，通常认为在冰箱冷藏室放置的熟食或打开包装的食物不宜超过2天。放在冷冻室的食物也不宜久存，不建议在室温解冻食物，建议放在冷藏室解冻或直接放到水龙头下冲化。解冻的食物要及时烹饪，不宜再次放入冷冻室冷冻。

放置或保存食物时，还要防止虫害污染食物。比如将食物放在密封容器中，以免被蟑螂等虫害污染。

夏季，餐桌上的食物应用防蝇罩盖上，以免被苍蝇等携带的病菌污染。居室发现蟑螂一定要积极使用灭蟑药，可以采取修补墙壁裂缝、地漏放置防护装置、使用灭蟑药等有效措施。建议使用带盖的垃圾桶，每天清除垃圾。有条件的情况下，可以采用垃圾粉碎机通过下水道直接清除厨余。丢弃垃圾一定要分类包装并密封。

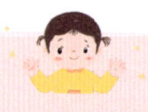

郑大夫小课堂

大便性状同样存在个体差异

宝宝大便的次数、颜色和黏度，在不同年龄段会有不同。出生后48小时内会排出墨绿色或黑色黏稠大便，随着喂养的开始，胎便逐渐过渡到棕绿色便，约4天~5天转成黄褐色。

每个婴儿排便次数存在差异，少的几天一次，多的每天可达7次~8次。通常情况下，纯母乳喂养的宝宝，大便多呈金黄色，黏糊状，次数偏多，每天约4次~5次。纯配方食品喂养的宝宝，大便多呈浅黄色，黏稠，次数偏少，每天约1次~2次或1天~2天一次。

引入颗粒状和固体食物后，大便中含有蔬菜样、米粒样和豆瓣属正常情况，可能是宝宝尚不能充分地咀嚼食物而非消化不良。

对于幼儿来说，如果经常喝含糖饮料，吃较多的零食的话，会排不成形的大便且比较松散，不是医学意义上的腹泻，限制含糖饮料和零食会有所改善。

会有妈妈因宝宝"肚子大"而认为宝宝腹胀或积食。其实，宝宝腹部膨隆多是正常表现。这是因为宝宝腹部、腰部和脊椎周围的肌肉薄弱，直立时腰椎生理性弯曲向腹部突起，相对于腹腔内的器官而言容积就显得小了。

新生儿在娩出瞬间可能会吸入血液，也可通过吸吮妈妈破损的乳头吸入血液，还有鼻衄或食入的食物色素，都有可能被误认为胃肠道出血。如果发现宝宝大便带血或化验便常规有红细胞，需排除这些可能性。

口腔异味及其对应疾病

口腔异味	可能的疾病
臭味	早晚不刷牙、牙周炎、口腔糜烂、龋齿、化脓性扁桃体炎、萎缩性鼻炎、鼻窦炎、鼻肿瘤、鼻腔异物。
酸腐味	消化不良、胃炎。
血腥味	牙龈出血、上消化道出血、支气管扩张咯血。
烂苹果味	糖尿病酮症酸中毒。
放置后的大蒜味	有机磷类农药、灭鼠药磷化锌中毒。
苦杏仁味	氰化物中毒。
臭鸡蛋味	硫化氢中毒。
小便味	尿毒症。
脓臭味	肺脓肿、支气管扩张合并感染。
鼠臭味	肝昏迷。

第四章

宝宝呕吐及家庭护理办法

几乎所有妈妈都经历过宝宝呕吐的情况。宝宝一呕吐,妈妈就心慌,担心宝宝发生了什么严重的疾病。其实呕吐是婴幼儿最常见的胃肠不适症状之一。只要呕吐就是一定是生病了吗?答案当然是否定的。

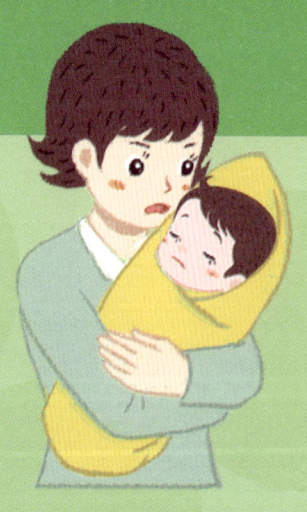

1. 呕吐是婴幼儿常见现象

几乎所有妈妈都曾经历过一次甚至多次宝宝呕吐情况。宝宝一旦呕吐，妈妈就会焦急万分，第一想到的就是生病了！那么，宝宝有哪几种类型的呕吐？都有哪些疾病会引发宝宝呕吐呢？宝宝呕吐一定是胃肠道疾病吗？

要全面系统地回答上面的问题，对于儿科医生来说也并非易事，让妈妈来判断就更是难上加难了。因为，呕吐是一个极其复杂的活动，是诸多因素引起的一个症状，而非一个独立的疾病。宝宝呕吐也并非意味着消化系统疾病，很多疾病都有引起宝宝呕吐的可能。所以，以呕吐为依据诊断疾病是比较困难的。当父母因宝宝呕吐到医院就诊时，儿科医生一项艰巨的任务是寻找呕吐原因。

2. 宝宝可发生哪几种类型的呕吐？

宝宝呕吐可简单划分为4种类型：典型呕吐；反复呕吐；溢乳；喷射性呕吐。

❖ 什么是典型呕吐？

典型的呕吐包括3个步骤：先是恶心；然后干呕；最后把胃肠内容物经过口腔强烈地排出。引起典型呕吐最常见的原因可能是急性病毒性胃肠炎。其次是胃肠道梗阻和急慢性炎症，少见的中枢神经系统炎症、压力或占位病变，以及更少见的先天性代谢缺陷、中毒等。

❖ 什么是反复呕吐？

反复呕吐的特点是，没有什么先兆，胃内容物毫不费力地反流到食管或口腔内，突然就吐出一口或连续几口，然后就回归如常，过几小时或一两天再次重复上一次情形，反反复复发生。婴儿期反复呕吐多是由胃食管反流所致，儿童反复呕吐多见于再发性呕吐。

❖ 胃食道反流

胃食道反流是指胃内容物反流进入食道，有时反流到食道的食物在宝宝努力下又回到胃内，有时反流到食道的食物会突破贲门进入口腔发生溢乳或呕吐。生理性反流，多见于新生儿和小婴儿喂奶后发生的暂时反流，随着月龄增加自然缓解，6个月时自然缓解的宝宝达到50%，12个月时达到75%，18个月时达到95%。病理性反流，反流症状持续存在，并逐渐加重。胃酸反流至食管，烧灼食管内壁，引起食管黏膜损害，导致疼痛，甚至出现反流性食管炎。婴儿吞咽能力差，反流食物可能会进入呼吸道，导致咳嗽。24小时持续PH探查是胃食道反流的诊断方法。

胃食管反流的护理办法
给宝宝喂食的时候，尽量竖抱，并在进食后轻轻拍嗝，帮助宝宝排除多余气体，使食物顺利进入胃部。
适当增加食物稠度，可改善症状或减少呕吐次数。
把头抬高30度，有助于减轻胃食管反流。
餐后1小时左右或睡前服用抗酸药物可缓冲胃酸反流对食管的损害，但要在专业医生的指导下选择药物和服用剂量。

❖ 再发性呕吐

再发性呕吐又名周期性呕吐，是一种反复发作的顽固性呕吐，发病年龄多在学龄前和学龄早期（3岁~10岁）之间，一般青春期后自然停止。

再发性呕吐的特点是反复的突然发生不能解释的呕吐。每日呕吐数次至十几次以上，持续1天~3天。偶有延长到一周后自然痊愈。一年之间可发作数次。发作期间无任何不适，呕吐多很剧烈，摄取任何食物或饮料都可吐出；呕吐物中有时含有胆汁或血丝，严重时可呕吐大量血液，伴有口渴、头痛或腹痛，呕吐重时可很快导致周身无力、精神萎靡；有的呕吐后嗜睡，重者发生脱水和酸碱平衡紊乱，尿内血酮体增高，血液内葡萄糖减少，血氯降低。

再发行呕吐的护理办法

对顽固性呕吐治疗时，应先禁食4小时~6小时，小量多次地给予冷糖水．针刺治疗对急性发作效果好。呕吐停止可逐渐增加流食、半流食。约5天~7天后恢复正常饮食，对脱水和酸中毒者，需纠正水、电解质失衡。用上述方法无效时，需到医院处理。

❖ **什么是溢乳?**

婴儿胃呈水平位，胃部肌肉和消化道功能尚未发育完善，胃部出口幽门相对紧张，而胃的出口贲门相对松弛。当宝宝吞入较多空气或哺乳过多时，乳汁常随着气体流出而溢出。

溢乳多发生在6个月以内婴儿，尤其是3个月以内宝宝常发生溢乳现象，新生儿哺乳后即可发生溢乳现象，多发生在喂奶后，从嘴角中流出少量乳液，有时也会溢出大量乳液。少量溢乳的婴儿不影响其体重增长速率和健康，无须治疗，随着月龄增加会逐渐减轻至消失。要采取正确的哺乳姿势，可把头抬起约30度，减少胃食

宝宝胃肠保卫战

管反流入口腔；哺乳后给宝宝拍嗝；哺乳后不要马上给宝宝换尿布或俯卧。

溢乳和病理性胃食管反流的主要区别是：宝宝发生溢乳前后没有异常情况，奶、玩耍、情绪和生长发育都正常。病理性胃食管反流时，宝宝在呕吐前后有不适表现，呕吐比较频繁，量比较大，体重增长速率减缓，可伴有腹胀、大便异常和哭闹等异常表现。当父母判断宝宝为病理性胃食管反流时，要及时带宝宝看医生。

❖ 什么是喷射性呕吐？

喷射性呕吐的特点是，呕吐前多无恶心，大量胃内容物经口腔甚至鼻腔喷出。可见于胃扭转、幽门梗阻、颅内压增高等病理情况。当宝宝出现喷射性呕吐时，切莫等待和擅自给宝宝用药，要及时带宝宝就医。

❖ 什么是吐食？

妈妈常把吐食误认为呕吐。吐食的情况有，宝宝在进食过程中，把刚送入口腔里的食物吐出来，或者用手抠嗓子，引起恶心而把吃进去的饭菜吐出来；有的宝宝一哭就吐；有的宝宝不高兴了就吐食；宝宝被妈妈逼着吃饭或者必须把碗里的饭都吃光的时候；宝宝吃了不喜欢吃或不想吃的食物；一次往嘴里放入过多食物；宝宝不高兴了；希望引起妈妈关注；婴儿添加辅食时，不接受辅食，把放入宝宝口中的辅食吐出来；宝宝已经喝饱了，但没有达到妈妈期望的奶量，想方设法喂食，结果宝宝摄入奶量过多。吐食多发生在幼儿期，具有较大主观性，除了吐食，宝宝没有其他异常情况和病症。

如果宝宝偶尔把吃进去的饭菜吐出来，没有其他症状，不需要带宝宝看医生。宝宝哭闹后出现呕吐，停止哭闹后未再发生呕吐，宝宝玩耍进食如常，没有任何异常表现，也不需要带宝宝看医生。如果宝宝总是把手伸进嘴里抠而引发呕吐，可带宝宝看儿内科后儿五官科医生。如果宝宝常表现情绪低落后烦躁不安爱哭闹，常因此引起的呕吐，可带宝宝看儿心理科医生。

3. 引起宝宝呕吐的常见原因

❖ 新生儿咽下羊水后的呕吐

新生儿在分娩过程中，吞咽了过多的羊水，出生后不久，会出现呕吐，呕吐物为吞咽的羊水，如果已经喂奶，会混有奶液，呕吐物中还可有泡沫样黏液、咖啡色血性物。咽下羊水引发的呕吐多不需要治疗，如果只是吞咽了少量羊水，一两次就把吞咽的羊水吐净了。如果吞咽羊水量比较大，可能会持续数天的呕吐，如果程度比较重，医生会采取医疗措施。羊水咽下引起的呕吐多发生在产院，除了呕吐宝宝没有其他异常，妈妈不要过于担心。

❖ 喂养不当导致的呕吐

宝宝胃内吞入较多气体。宝宝没有完全含住乳头（完全含住乳头时，几乎看不到乳晕），用奶瓶子喂奶时，没有让奶水充满奶嘴（带吸管的奶瓶除外），宝宝吞入奶瓶中的气体。

哺乳次数过于频繁，乳量过多或奶水过急过冲；配方食品喂养时，调配浓度过高，奶嘴孔过大，乳汁没有充满奶嘴，吸入过多气体。

宝宝刚吃奶后不久开始做伸懒腰等活动。

添加辅食初期，宝宝不熟悉辅食性状，不能很好地吞咽食物，会把辅食吐出来。如果宝宝对辅食不耐受，对某一辅食过敏，也会引起宝宝吐食，甚至呕吐。如果给宝宝添加某一食物引起吐食或呕吐，立即停食。

不是所有的宝宝都喜欢吃奶后被拍嗝。如果您的宝宝总是在拍嗝的时候吐奶，您可尝试一下喂奶后不给宝宝拍嗝。如果发现不拍嗝宝宝反而不发生溢乳，无须再给宝宝拍嗝了。

妈妈都知道喂奶后要给宝宝拍嗝，以免宝宝胃肠内存留过多的气体，引起宝宝溢乳或腹胀。但有时妈妈费了很大力气也拍不出嗝来，甚至拍了半个小时都没成功，妈妈无奈把宝宝放在床上，可刚放下不久，宝宝伸个懒腰就把吃进的奶溢出来了。妈妈很后悔没有坚持。其实，这不是时间的问题，可能是宝宝不适应你的拍嗝方法。如果一种方法不能成功拍嗝，可换一种方法试试。通常情况下，拍嗝10分钟左右宝宝会有嗝打出。每次喂奶后给宝宝拍嗝都会溢乳，因喂养不当引起的呕吐，通过改变喂养方式就可缓解呕吐症状，如果宝宝持续呕吐，要及时就诊。

❖ 宝宝乘车发生呕吐怎么办？

宝宝乘车时或下车后发生呕吐多是因晕车所致。宝宝耳内有一个叫前庭器的平衡感受器，可感受各种特定运动状态的刺激。当汽车启动、加减速、刹车、船舶晃动、颠簸，电梯和飞机升降时，这些刺激使前庭器产生形变放电，向中枢传递并感知。每个宝宝对这些刺激的强度和时间的耐受性都有一个限度，这个限度就是晕车阈值，如果刺激超过了这个限度就会出现晕车症状。宝宝的晕车阈值存在较大的个体差异，与遗传、视觉、体质、精神、环境等因素有关。所以有的宝宝会晕车，有的宝宝不会。

生理性溢乳与病理性呕吐的区别		
观察项目	生理性溢乳	病理性呕吐
时间	出生后某一时段，说不很清楚。	某一天的某一时刻突然发生，记忆比较清晰。
前症状	溢乳前，无任何不适和先兆。	呕吐前，常有不适、烦躁、哭闹等先兆。
后症状	溢乳后，没有任何不适，玩耍睡眠如常。	呕吐后，有痛苦表情。
进食	无影响。	食量减少，甚至拒食。
体重	正常增长。	增长不理想或减轻。
情绪	溢乳前后都能逗笑。	呕吐前后不笑。
伴随症	无	有
内容物	奶液或吃进的饭菜无酸臭味	可有胆汁状物，有酸臭味。
腹胀	无	有
腹痛	无	有
表现	或一天几次，或几天一次，多于喂奶后不久发生，或随着打嗝从嘴角边溢出。	一天几次，或频繁发生，可在喂奶前或喂奶后，从口中呕出或喷出。

那么，如果宝宝经常晕车，您可以尝试采取以下措施，减轻宝宝晕车带来的不适：

宝宝胃肠保卫战

- 乘坐公交车时尽量选择前排位置，前排不像后排那么颠簸，不太容易导致晕车的发生。

- 坐车时，引导宝宝注视车窗前方较远处的风景，不要看两旁快速移动的物体。

- 车内温度不宜过高。

- 气味较重的食品会引起宝宝恶心甚至呕吐，切勿在车内吸烟。

- 在车内看书或看视频玩游戏或拼插积木等可加重晕车症状。

- 宝宝吃的过饱或空腹容易出现晕车现象。

- 选择可适当固定宝宝头部的安全座椅。

- 不要让宝宝把有一定重量的东西放到胸腹部，当胃部受压时会加重恶心。

- 如果宝宝不舒服，让宝宝闭目仰卧。

- 爸爸妈妈可以抱着小宝宝在原地慢慢旋转，不要摇晃宝宝。

- 大龄宝宝可以通过游戏锻炼前庭功能，如玩滑梯、荡秋千和旋转马等。

❖ **刷牙刺激引起宝宝呕吐怎么办？**

宝宝刷牙的时候，可能会因为牙膏和牙刷的刺激，出现恶心甚至呕吐情况。出现这种情况时，妈妈切莫慌张，要保持冷静，暂时停止刷牙，用温水给宝宝漱口，转移宝宝注意力，可给宝宝讲故事或玩玩具。待宝宝不再恶心了，在尝试给宝宝刷牙，如果宝宝仍然出现恶心呕吐现象，就让宝宝用淡盐水漱口。等到晚上或次日晨起时再刷牙，一定不要提及上次恶心呕吐一事。如果宝宝因上次的遭遇而拒绝刷牙时，妈妈要耐心劝导。刷牙刺激引起宝宝呕吐不需要看医生。

❖ 不佳气味引发宝宝呕吐怎么办?

宝宝有时候会因为闻到某种刺激性的气味，如汽车尾气、污浊的室内空气、不喜欢的食物味道、气味浓烈的香水、化妆品和家庭用的空气清洗剂等。甚至看到不想吃的食物，也会产生恶心感引起呕吐。这种情况无须看医生，把引起宝宝恶心的东西拿开，改善室内空气，远离空气污浊的环境，不需要带宝宝看医生。

❖ 剧烈咳嗽引发呕吐

宝宝剧烈咳嗽时，腹腔压力增高，挤压胃部，导致胃内容物反流入食道引发呕吐。咳嗽多由急性上呼吸道病毒感染所致，要给宝宝增加饮水量，保持室内适宜的湿度，积极清理鼻涕，用生理盐水清洗鼻腔，雾化吸入止咳化痰，帮助宝宝拍背排痰。

❖ 外伤导致宝宝呕吐

当宝宝的头部受到意外伤害时，由于受到震荡和打击，宝宝会发生头部眩晕，产生呕吐的感觉。所以如果宝宝突然呕吐，妈妈应注意检查宝宝的头部是不是有被撞击的伤痕，或仔细询问宝宝是不是最近磕碰过头部。

如果确实有这种情况发生，妈妈一定要马上带宝宝到医院进行详细的检查，仔细观察宝宝的精神状态，如果宝宝随后出现嗜睡、哭闹、萎靡不振等情形，一定要如实向医生反应，寻求帮助。

宝宝胃肠保卫战

病例回放

　　一位可爱的婴儿，渐进性呕吐加重1月有余。就诊主述：宝宝于1个多月前无明显诱因发生呕吐，最初呕吐一两天发生一次，每次呕吐量不多，非喷射状，呕吐物为吃进去的白色奶液和似痰液样的黏稠物，无发热腹泻等伴随症状，较前明显改变是出现了夜眠不安，晚上会有一两次哭夜。多次看儿童消化科医生，诊断急性胃肠炎，先后用过抗病毒药和抗生素及止吐药和中成药，效果不佳，呕吐呈渐进性加重，精神状态较差，夜啼现象增多。当妈妈抱着宝宝走进诊室一瞬间，给我的第一印象，这是个大头宝宝，走近看，宝宝两眼瞪得溜圆，尽管宝宝望着我，但黑眼球略向下，似乎在看地面，而不是直视着我。我下意识地把手放在宝宝囟门处，饱满而大！测量一下头围，46厘米。第一反应，需要做头颅CT或头颅核磁检查。"回想一下，在宝宝发生呕吐前，有过外伤史吗？""没有。"妈妈回答得很干脆。我提出加急做头颅检查。妈妈不以为然，我们家孩子是呕吐，应该检查胃肠呀，怎么检查脑袋啊？我怀疑宝宝是因为颅内高压导致的中枢神经性呕吐，得抓紧时间检查，好抓紧时间治疗。当天晚些时候，我拨通了患儿家长的电话，确认外伤史。在1个多月前，竖立着抱宝宝，一只手离开宝宝身体，拍打垂吊在房顶上的气球，引起宝宝欢笑。另一只手抱着的是宝宝臀部以下的大腿，宝宝突然后仰，抱者快速反应，托起宝宝回归原位。险些头部着地！值得欣慰的是，宝宝已经康复。

4. 需要及时带宝宝看医生的呕吐

如果宝宝因生病或不明原因的频繁呕吐，切忌擅自给宝宝服用止吐药，要及时带宝宝看医生，确定引发呕吐的原发病，施以正确治疗。

❖ 剧烈呕吐

剧烈呕吐包括以下情况：频繁发生的呕吐，连续3次以上呕吐或24小时内呕吐6次以上；喷射样呕吐；呕吐量大；把胃里东西全都吐出来，宝宝还是不断干呕。这样的呕吐不能排除消化道异物，宝宝有可能把什么东西吞到消化道了，或什么东西刺到宝宝咽部，妈妈不要犹豫，应立即带宝宝看医生。

❖ 异样呕吐物

呕吐物中有黄绿色胆汁样物，或褐色血样物，无论宝宝精神好坏，是否伴有其他异常症状，都要带宝宝看医生。

❖ 呕吐伴发热

呕吐和发热都属于病症，不是独立的疾病。很多疾病都可引起宝宝发热和呕吐，最常见的是急性上呼吸道病毒感染，其次是急性胃肠炎。

❖ 呕吐伴腹泻

呕吐伴腹泻就是妈妈常说的宝宝连拉带吐。妈妈可不要轻视连拉带吐，腹泻会丢失肠液，呕吐会丢失胃液，会使宝宝迅速出现脱水状况，严重的水电解质紊乱会危及宝宝生命。所以，一旦宝宝出现上吐下泻，需立即带宝宝去医院就诊，明确诊断，积极补充丢失水电解质，治疗原发病。

❖ 呕吐伴精神萎靡

无论宝宝呕吐程度轻重，呕吐量多寡，当宝宝出现呕吐伴精神萎靡时，都要及时带宝宝看医生。宝宝呕吐前或呕吐后有明显的不适感或痛苦表情，呕吐后伴有面色不好，或额部冷汗，需带宝宝看医生。

❖ 胃食管反流

若频繁发生胃食管反流且呕吐量比较大，或12个月~18个月龄仍无缓解，已经影响体重增长，很可能是病理性食管反流，需及早带宝宝就诊，积极采取治疗措施，以免影响宝宝生长发育。

❖ 肥厚性幽门狭窄

肥厚性幽门狭窄是由于胃部与十二指肠交界处的幽门肌壁肥厚，使管腔狭窄，食物不能顺利通过，出现上消化道不全梗阻现象，主要表现是呕吐，发病率约在0.3‰~1‰。

幽门狭窄症状

多是在出生后2周~6周出现呕吐；

吃奶后1小时左右呕吐，吐奶量较大，并由一般性呕吐发展到喷射性呕吐。呕吐物中不含有胆汁和肠内容物；

随着月龄增加，呕吐次数减少，但每次呕吐量增多，呕吐物中有大量的乳凝块，就像豆腐脑似的，有酸味；

宝宝吐得厉害，但并不影响吃，饥饿感明显；

尿和大便少，甚至出现便秘；

医生可能会触及腹部包块；

腹部B超显示肥大的幽门肌，可作为诊断依据。

幽门痉挛与幽门狭窄鉴别

观察项目	幽门痉挛	幽门狭窄
发病时间	早,出生后最初几天出现呕吐。	多于出生2周~3周出现呕吐,少数出生后即吐,偶有迟至7周~8周才呕吐。
呕吐频率	间歇性不规则的呕吐,次数不定。	开始食后溢乳,逐渐次数增多,终至每次喂奶后呕吐。
病情	不呈进行性加重	呈进行性加重
呕吐量	不太多	次数频繁量少,次数减少量多。
性质	非喷射性	喷射性
营养状态	不影响营养状态	影响营养状态
大便	无减少	减少
胃蠕动波	少见	多见
阿托品治疗	效果良好	效果不显著
缓解复发交替	3天~5天后自行缓解,但可再次复发。	渐进性加重

注:[美]理查德•A•波林/马克•F•迪特玛主编.《美国最新临床医学问答——儿科学》.北京:海洋出版社.

5. 如何护理呕吐的宝宝?

❖ **积极补充口服补液Ⅲ**

当宝宝呕吐时,重要的不是吃药,而是补充流失的液体,只要宝宝接受,就频频给宝宝补充口服补液,吐出多少就补多少。选择口服补液Ⅲ,补充口服补液时,切莫一次性喝很多,小量频饮,这样不易引起呕吐,还容易吸收。保证水和电解质的补充是非常重要的,父母

宝宝胃肠保卫战

要牢记。

每2分钟~3分钟喂1次，每次10毫升~20毫升，婴儿可以用勺子、滴管或小杯子频频地喂，如果出现呕吐，停10分钟再慢慢喂。

口服补液的补充剂量表	
脱水情况	补充口服补液剂量
无脱水症状	根据不同年龄在每次服用口服补液盐Ⅲ，直到腹泻停止，比如1岁宝宝1天腹泻5次，每次腹泻后补液100毫升，1天补500毫升（2袋）。
轻中度脱水	50毫升×体重公斤，4小时内服完，脱水纠正后，继续按无脱水补充预防量，直至腹泻停止。
重度脱水	立即送医院首先采取静脉补液，同时只要宝宝能喝，就给予口服补液Ⅲ，待脱水纠正后，改用口服补液Ⅲ，直至腹泻停止。

脱水程度判断表	
脱水程度	表现
轻度脱水	宝宝一般情况良好，有尿排出；有口渴感，用手触碰宝宝嘴唇，感到不够湿润；两眼窝稍有陷，如果宝宝囟门未闭合，可见囟门略有凹陷；轻轻捏起腹部或大腿内侧皮肤，松开手以后，捏起的皱褶展平速度比较快。
中度脱水	宝宝出现烦躁，易激惹；口渴想喝水，四处找奶头，如果得到奶瓶，会拼命吸吮；啼哭时泪少，尿量及次数也减少；两眼窝下陷，口舌干燥，捏起腹壁及大腿内侧皮肤，松开后，皱褶展平速度慢。
重度脱水	精神极度萎缩、昏睡，甚至昏迷；口渴严重，啼哭时无泪流出，尿量及尿次数明显数少；两眼窝明显下陷，口舌非常干燥；捏起腹壁及大腿内侧皮肤后皱褶展平很慢。

❖ **保持呼吸道通畅**

如果呕吐物从宝宝的鼻子中喷出,要及时清洁理,保持呼吸道通畅。当宝宝呕吐时,让宝宝身体前倾或侧卧,以便呕吐物流出。让宝宝身体直立或仰卧,阻止宝宝呕吐的做法很危险的。宝宝呕吐后,及时帮助宝宝清洁口腔,会漱口的宝宝,可用温水漱口,不会漱口的宝宝,可用棉签蘸清水清洁口腔。

❖ **呕吐时的喂养**

宝宝呕吐时切莫设法给宝宝多喂食,更不能在这时加强营养。要给宝宝提供易消化食物,如果宝宝没有喝奶和吃饭的需求,可适当向后推迟喂食时间,但不能无限推迟,以免发生低血糖和低血容量。

推迟进食的时间

年龄	新生儿	0个月~6个月	7个月~12个月	1岁~2岁	2岁~3岁
时间	≤2小时	≤3小时	≤5小时	≤6小时	≤8小时

第五章

宝宝腹泻及家庭护理应对

婴幼儿期，腹泻病的发生率是很高的，1岁以内的婴儿腹泻病的发生率就更高了，几乎所有的婴儿都有过腹泻病史。腹泻可由病毒、细菌、霉菌等微生物感染所致，是宝宝四大常见疾病之一，几乎所有宝宝都腹泻过。引起婴幼儿腹泻的原因有多种，只有针对病因进行治疗，才能有效控制病情。当然，病因鉴别不是父母所能为的。但父母不要在病因未明的时候，自行购买治疗腹泻的药物，尤其是抗生素和止泻药。学习一些护理方法，可以有效地配合治疗，让宝宝早日恢复健康。

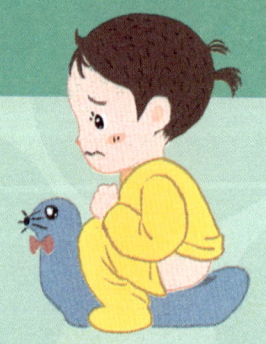

1. 如何判断宝宝是否发生了腹泻？

腹泻的鉴别并不是单纯依据排便次数和稀薄与否，母乳喂养的婴儿大便次数多，也比较稀，这不是腹泻。新生儿每天的大便次数通常可多达10次，母乳喂养儿的大便可能会随着母亲的饮食有所改变。如乳母吃凉食、吃油腻。吃配方食品的宝宝，更换了奶粉或冲调奶粉的水；冲调的奶粉没喝完，过一段时间又喂给宝宝……添加辅食过程中，婴儿的大便也可能会有所改变，大便变得发稀，发绿，有奶瓣，次数偏多，这不是腹泻病，可能是对新加的辅食不适应。大宝宝会自己抓零食吃；父母在喂养和护理上不像婴儿期那样精心了；宝宝能吃的食物种类逐渐增加等。

由于这样和那样的原因，宝宝大便可能会出现一些改变，不要就断定宝宝患了腹泻病，马上给宝宝吃药，甚至带宝宝去医院输液打针。妈妈要仔细观察宝宝情况，宝宝吃喝睡觉和精神还像往常一样吗？如果宝宝一切都正常，只是一两次大便偏稀或多排一两次，父母可带宝宝大便去医院化验并顺便向医生咨询，听取医生建议。

提示宝宝发生腹泻的2种情形：（1）大便水分增多；（2）大便次数增多。

❖ **什么情况下需带宝宝看医生**

宝宝发生腹泻，父母不要急着带宝宝去医院，可先留取大便，带到医院去化验，结果出来后把化验单拿给医生看，并向医生简要叙述宝宝情况，听取医生下一步处理意见，如果医生要求带宝宝来医院，应听取医生建议。

以下情况需要带宝宝就诊或复诊：

大量水样便

反复呕吐

非常口渴

进食或喝水差

发热

大便带血

3天不见好转

2. 宝宝腹泻，父母需要马上做什么？

❖ 口服补液盐是治疗腹泻关键药物

宝宝腹泻最大的危险是什么？脱水和电解质紊乱。所以，宝宝腹泻，父母需要马上做的是，想方设法喂给宝宝口服补液盐。留取大便即刻送到医院化验，同时向医生咨询病情和治疗建议。

口服补液盐（Oral Rehydration Salts Powder 简称ORS）。WHO要求，90%以上的腹泻儿童用上口服补液盐从宝宝腹泻一开始就给予补液盐Ⅲ预防脱水，并指出通过口服补液盐方法能安全有效治疗90%以上各年龄段不同病因急性腹泻，可减少粪便量20%，减少呕吐率30%，减少静脉输液率33%。

宝宝腹泻时，口服补液盐是最重要，也是最需要的药物。宝宝腹泻，丢失的是血液里的水分和电解质，而血液里的水分和电解质是维持血压、血液渗透压、血容量、酸碱和电解质平衡重要物质，当经由腹泻丢失的水和电解质超过一定量而没有及时补充时，宝宝会出现脱水，严重脱水可危及生命。所以，当宝宝腹泻时，及时服用补液盐Ⅲ，不但可快速补充丢失的水分和电解质，还能减少腹泻量，起到止泻作用。

许多腹泻患儿，排水样便已经很多次了，甚至好几天了，服用过很多药物，唯独没有补液盐Ⅲ。结果，宝宝腹泻不但没好，还出现了脱水症状，威胁到宝宝健康。

口服补液盐与人体液渗透压一致，作为肠道平衡电解液，不但有补充水和电解质作用，还兼有止泻作用。尤其次数多、量大的腹泻，要不失时机地喂口服补液盐。吐出来也不怕，只要吐得少、喝得多，就能达到补充液体的目的。

有的父母认为补液盐Ⅲ不是药，只是水；既然是水，宝宝又不肯喝，还不如给宝宝喝温白开水、矿泉水、纯净水、果汁或其他汤类呢。有的宝宝不喜欢喝补液盐Ⅲ，父母索性自己配制糖盐水，尽管给宝宝喝自制的糖盐水好过喝白开水，但如果糖盐的比例配比不当，不利于腹泻的改善。几乎所有孩子都曾经历过腹泻，建议家中储备一两袋补液盐Ⅲ，以备不时之需。

> **重要提示**
>
> 使用口服补液盐Ⅲ相对于口服补液盐Ⅰ和口服补液盐Ⅱ，Ⅲ降低了钠、糖的含量，是一种低渗口服补液盐，不仅能预防和治疗轻中度脱水，还能减少腹泻、呕吐。口感也淡，儿童易于服用。

宝宝腹泻，父母需要马上做什么？

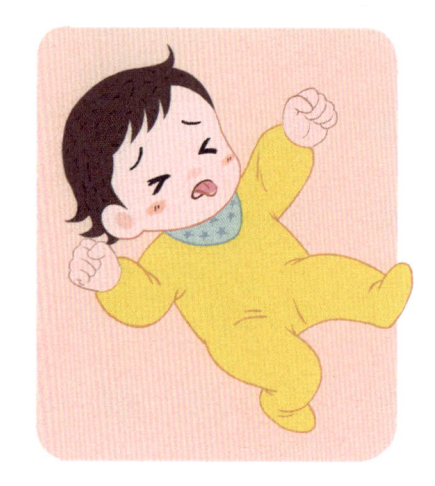

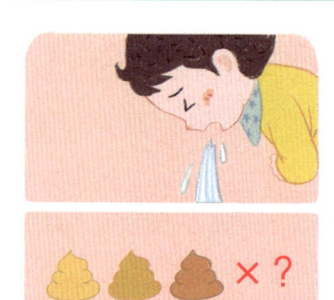

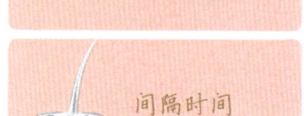

少量多次
淡糖盐水

间隔时间

- 观察并记录大便的次数和时间。
- 预防脱水。少量多次饮用淡糖盐水。
- 如果4小时内没有排尿，及时到医院就诊。 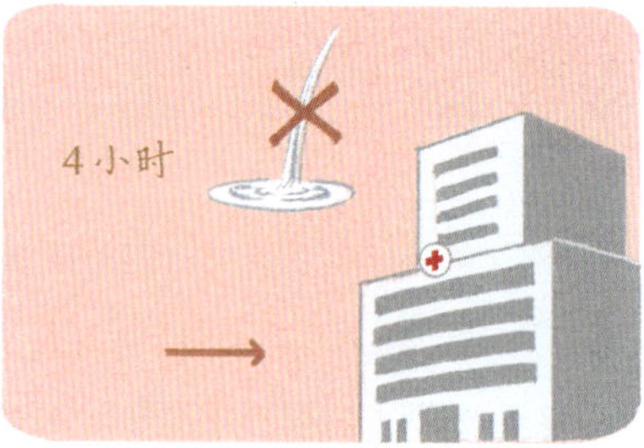
- 体温超过38.5℃，服用退热药物。
- 尽快将（2小时内）取出的大便标本送往医院进行检查。

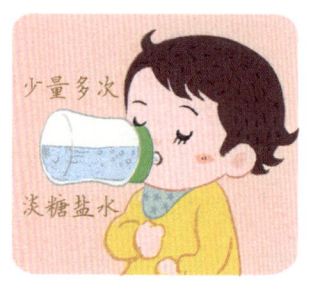

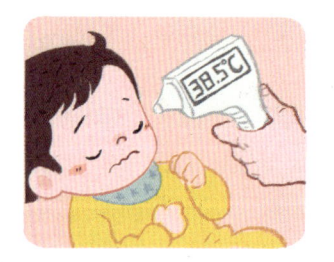

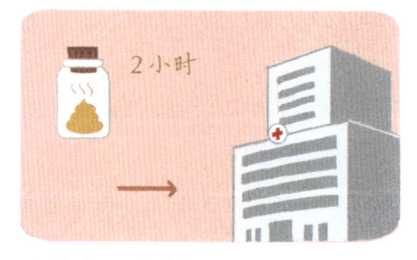

❖ 如何计算补液盐Ⅲ补充剂量?

无脱水症状	根据不同年龄在每次稀便后服用口服补液盐Ⅲ，直到腹泻停止，比如1岁宝宝一天腹泻5次，每次腹泻后补液100毫升，一天总计补充口服补液Ⅲ500毫升（2袋，一袋冲水250毫升）。
轻中度脱水	每公斤体重补充口服补液50毫升（宝宝公斤体重数×50毫升）。比如，宝宝体重9公斤数，需补充口服补液Ⅲ450毫升（9公斤×50毫升=450毫升），4小时内补完。脱水纠正后再按无脱水补充预防量，直至腹泻停止。
重度脱水	立即送医院首先采取静脉补液，同时只要宝宝能喝，就给予口服补液Ⅲ，待脱水纠正后，改用口服补液Ⅲ，直至腹泻停止。

脱水程度判断	
轻度脱水	宝宝一般情况良好，有尿排出；有口渴感，用手触碰宝宝嘴唇，感到不够湿润；两眼窝稍有陷，如果宝宝囟门未闭合，可见囟门略有凹陷；轻轻捏起腹部或大腿内侧皮肤，松开手以后，捏起的皱褶展平速度比较快。
中度脱水	宝宝出现烦躁，易激惹；口渴想喝水，婴儿四处找奶头，如果得到奶瓶，会拼命吸吮；啼哭时泪少，尿量及次数也减少；两眼窝下陷，口舌干燥，捏起腹壁及大腿内侧皮肤，松开后，皱褶展平速度慢。
重度脱水	精神极度萎缩、昏睡，甚至昏迷；口渴严重，啼哭时无泪流出，尿量及尿次数明显数少；两眼窝明显下陷，口舌非常干燥；捏起腹壁及大腿内侧皮肤后皱褶展平很慢。

防治脱水

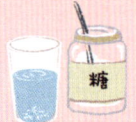

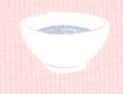

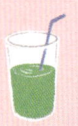

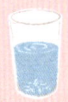

1 富含电解质的液体：

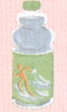

含糖的温水 ✗　　米汤 ✓　　含盐的温水 ✗

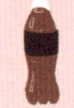

运动饮料 ✗✗　　苹果汁 ✓✓✓　　不含汽可乐 ✓

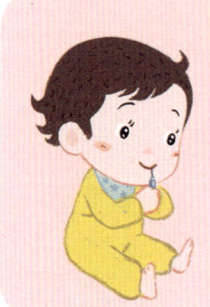

2 口服补液盐（ORS）

主要成分：氯化钠、碳酸氢钠、氯化钾、葡萄糖

适应症：(1) 预防脱水。(2) 轻、中度脱水，无呕吐者

口服量的计算：

预防脱水	轻度脱水	中度脱水
20毫升/千克~40毫升/千克	50毫升/千克	100毫升/千克

方法：少量多次

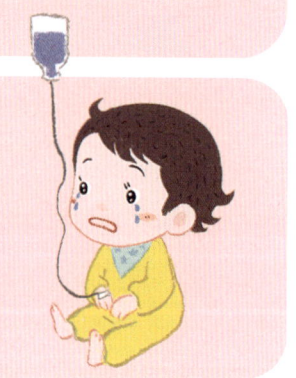

3 静脉补液：

中度以上脱水及频繁呕吐（医生决定）

❖ 如何喂宝宝口服补液盐?

一定要严格按照说明书或医嘱配制口服补液盐，如说明书上说明，每袋口服补液盐，需要250毫升水调配，先在杯中放入250毫升温开水，再将口服补液盐一袋倒入杯中，口服液盐会快速溶于水。如果考虑到宝宝一次不能喝这么多的口服补液，可半袋口服补液盐溶入125毫升水中，也可口服补液盐的1/3溶入83毫升水中。

如果宝宝没能把冲的口服补液盐一次喝完，剩下的不能煮沸或微波炉加热，可以把盛有口服补液的杯子放到70℃的热水中温热再喂宝宝喝。

不能一下让宝宝喝很多的口服补液，以免引起呕吐，而是要频喂，每2分钟~3分钟喝一次，每次喝10毫升~20毫升。为了避免宝宝遭受静脉补液，父母要不辞辛苦，耐心喂宝宝口服补液。

❖ 新生儿和1岁以内婴儿腹泻

新生儿免疫功能很弱，肾脏功能尚不完善，发生腹泻需立即带大便到医院化验，向咨询医生，必要时带宝宝看医生，根据医嘱治疗。不可直接给宝宝喂口服补液，更不能给宝宝服用其他药物。

1岁以内婴儿对盐的耐受性差，补充补液盐需向医生咨询，口服补液的浓度是否需要稀释？严格按照计算的补充量补充，切莫多补。如果按照丢失量补充，建议补充丢失量的60%。

3. 宝宝腹泻时，父母需要观察记录什么信息？

记录腹泻信息方法	
大便次数及形态	24小时次数
	气味
	色泽
	有无血
	有无胶冻样
	有无脓血样
	拍照
喂养关系	腹泻前吃了什么
	是否吃过从未吃过的食物
	吃什么食物会使腹泻加重
其他异常	精神状态
	是否肚子痛

记录了这些信息，在就诊时，可以节约医生问诊时间，把宝贵时间用在对宝宝身体检查上。这些信息还可以帮助医生分析引起腹泻的病因、做出准确诊断、判断病情轻重，给出正确治疗方法。

4. 宝宝腹泻时的饮食管理

宝宝腹泻期的饮食管理很重要，在治疗婴儿腹泻中的作用，有时是与用药并驾齐驱的。针对不同年龄段的孩子，有着不同的管理方案。

❖ 母乳喂养的宝宝

母乳喂养的宝宝可以继续母乳喂养，不需要减少喂哺次数和时间。如果宝宝吃奶后呕吐，可适当延长喂哺的间隔时间或缩短每次吸吮时间。母乳不吃动物油脂性食物和生冷食物。哺乳前喝一杯（250毫升）口服补液盐。

❖ 混合喂养的宝宝

混合喂养的宝宝可以继续母乳喂养。如果腹泻时间超过1周，可用特殊配方食品代替普通配方食品，替换方法参考（配方食品喂养的宝宝）。

❖ 配方食品喂养的宝宝

配方食品喂养的宝宝可临时选择特殊配方食品，如水解蛋白或无乳糖配方食品。从普通配方食品换成特殊配方食品时，可一次性更换。从特殊配方食品换回普通配方食品时，需要慢慢更换，每天用1勺普通配方食品替换掉1勺特殊配方食品，观察大便情况。如果宝宝再次出现异常大便，则停止替换，重新改成特殊配方食品。如果大便正常，则于第二天用2勺普通配方食品替换掉2勺特殊配方食品。以此类推，直到全部以普通配方食品喂养。

没有止泻和防止腹泻的配方食品，不要因为宝宝腹泻而由特殊配方食品替代母乳。母乳是婴儿最佳食物，包括腹泻时。

❖ 吃辅食和正餐的宝宝

如果刚刚添加辅食，可暂时停止，待腹泻好转后再加。如果宝宝已经添加了两周以上的辅食，可继续添加。可减少不易消化和高纤维素食物，如畜类肉、杂粮和绿叶青菜。宝宝腹泻期间不要再添加新的辅食品种。如果宝宝从未添加过辅食，请不要在腹泻期间添加。不必限制宝宝食量，但也不需要多喂食。暂时停食可能不利于腹泻缓解的食物，如火龙果、梨、畜类肉、海鲜、杂粮、高纤维素蔬菜。饭菜比平时做得软烂细腻些。

❖ **有助缓解腹泻的食物（适合 6 个月以上婴儿）**

炒米粉和米粥

把米粉放在文火上炒至黄色，加水或母乳调成糊状食用。可以吃米粥和米饭的宝宝，妈妈可先把米放在文火上炒至黄色，然后再煮粥或蒸软米饭。

藕粉

把藕粉冲温开水调成糊状，然后用沸水冲调，边放入沸水边用筷子搅拌，从乳白色藕粉浆变成透明的藕粉糊即可食用。

胡萝卜泥

将胡萝卜洗净，去掉根、皮和芯，切成条或小块，上屉蒸或水煮，蒸煮软烂，研磨成泥状即可食用。蒸熟后加温开水用料理机打成胡萝卜汁饮用也可。记住，一定是熟胡萝卜，生胡萝卜是有利于排便的，适合便秘的宝宝。

苹果泥

把苹果洗净，用工具把中间的苹果核部分去掉，蒸熟后去皮捣成泥状即可食用。也可以把苹果去皮去核，用料理机直接打成泥状食用，也可制成汁状饮用。

❖ **腹泻不要禁食**

没有医学指征，不能禁食禁水，也不要限制宝宝食量，可适当调整饮食结构，暂时减少或停食不利于缓解腹泻的食物即可。禁食的结果，可能会使婴儿出现饥饿性腹泻；可能会使孩子出现脱水和电解质紊乱；可能会使孩子出现营养不良（长时间禁食或长时间控制饮食）。没有医生嘱咐，父母不能对腹泻婴儿实行禁食或饥饿疗法。

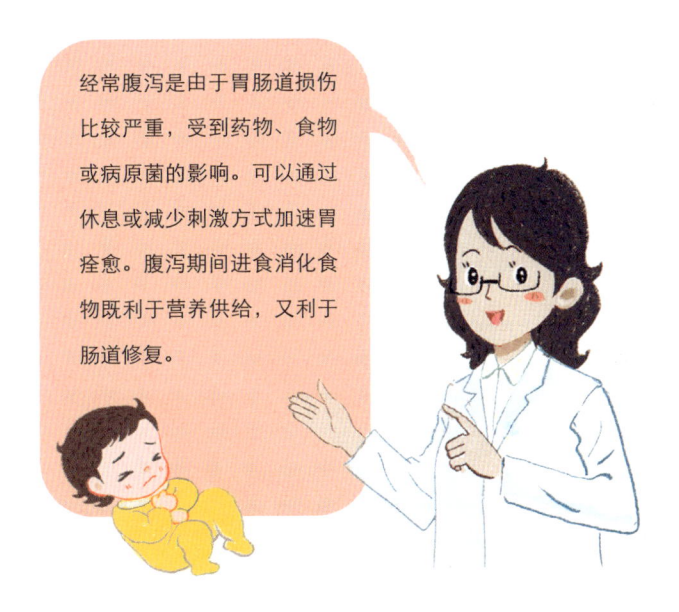

> 经常腹泻是由于胃肠道损伤比较严重，受到药物、食物或病原菌的影响。可以通过休息或减少刺激方式加速胃痊愈。腹泻期间进食消化食物既利于营养供给，又利于肠道修复。

5. 常见婴幼儿腹泻病

❖ 细菌感染性腹泻

　　细菌性痢疾是婴幼儿常见细菌感染性腹泻。当宝宝患细菌感染性腹泻时，大便多见黏液样、脓性、带血、绿色稀水样。大便常规检查多有异常，如可见多数白细胞、红细胞或脓细胞，大便动力学检查呈阳性，便培养加药物敏感试验可明确感染菌类型和抗生素的选择。细菌感染性肠炎可伴有发热、腹痛、精神萎靡、呕吐和食欲低下等症状。医生会根据症状体征和辅助检查制定治疗方案。

家庭护理建议：细菌感染性腹泻的治疗首选有效抗生素，同时根据丢失情况口服补液盐。不消灭引起腹泻的致病菌，服用止泻药会加重病情，所以细菌感染性腹泻不宜服用止泻药。处理完宝宝粪便后，要彻底清洗手部及被粪便污染过的物品，以免造成粪口传播。

❖ 病毒感染性腹泻

引起病毒性腹泻的常见病毒有轮状病毒、诺如病毒、柯萨奇病毒、艾柯病毒。其中，轮状病毒引起的秋季腹泻最为常见，多数宝宝都接种轮状病毒疫苗后，秋季腹泻发生率逐年下降。近年，诺如病毒肠炎发生率有增加趋势。

病毒性腹泻一年四季均可发病，多在秋末冬初季节发生。先后出现腹泻、呕吐、发热三个症状，多数宝宝首先出现呕吐，紧接着出现发热，一两天后出现腹泻。所以，在发病最初一两天，常认为是急性上呼吸道病毒感染（普通感冒），等到出现腹泻了，经大便检验，确诊是病毒性肠炎。有的宝宝只有腹泻，没有呕吐和发热；有的宝宝先出现发热，继之出现呕吐和腹泻。发热特征是中度发热，可持续2天~3天。病毒性肠炎泻出的大便外观，可呈淘米水样、蛋花汤样或黄绿色水样便，成水样或稀水便（水多于便），可有酸腐味。大便检验可正常，也可出现白细胞或少数红细胞。

家庭护理建议：病毒性肠炎治疗的关键是及时补充从大便丢失的水和电解质，即补充补液盐。如果不能经口补充补液盐，要及时带宝宝看医生。处理完宝宝粪便后，要彻底清洗手部及被粪便污染过的物品，以免造成粪口传播。

❖ 秋季腹泻

引起秋季腹泻的致病微生物是广泛存在于自然界的轮状病毒,它耐乙醚、弱酸,在室温中传染性可保持7个月,-20℃能长期存活。传染性很强,病人和隐性带菌者为传染源。一般经粪——口途径传播,也可通过气溶胶形式,经呼吸道感染而致病。可散发或暴发流行,如果赶上大流行,在同一托儿所、幼儿园的宝宝可能无一幸免。机体感染轮状病毒后很快产生特异性抗体,轮状病毒疫苗可有效地降低秋季腹泻发病率。

家庭护理建议	
最重要的是保证液体的摄入	如果宝宝没有呕吐,爸爸妈妈要耐心地喂口服补液盐,就像静脉点滴那样,一点一滴地喂。请父母记住,只要把握住脱水这一关,宝宝病情就不会恶化。不可以用饮料代替口服补液。如果宝宝呕吐严重,不能口服补液,要及时带宝宝看医生,必要时给予静脉补液。
秋季腹泻时抗生素是无效的	相反还可能造成宝宝肠道正常菌群失调,加重腹泻症状。所以,切莫给宝宝服用抗生素。
不需要禁食	正在母乳喂养的宝宝要继续母乳喂养,切莫停止或减少母乳喂养。不需要禁食,更不能禁水。已经添加辅食的宝宝继续添加,尚未添加辅食的宝宝不要在患病期间添加。已经吃正餐的宝宝继续进食正餐,可暂停畜类肉、海鲜、粗粮,待腹泻停止后继续开始食用。腹泻期间一定要保证宝宝所需热量和营养,不要限制食量。
避免再次污染	处理完宝宝粪便后,要彻底清洗手部及被粪便污染过的物品,以免造成粪口传播,并保持室内空气新鲜、流通。

宝宝胃肠保卫战

防治腹泻

● 宝宝服药后大便比平常增加3倍~4倍之多,家长该怎么办?

● 如果是使用抗生素之后出现的腹泻,可以添加益生菌。益生菌可以预防抗生素引起的相关腹泻。益生菌服用时间要与抗生素间隔2小时以上。

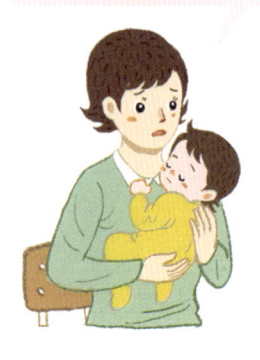

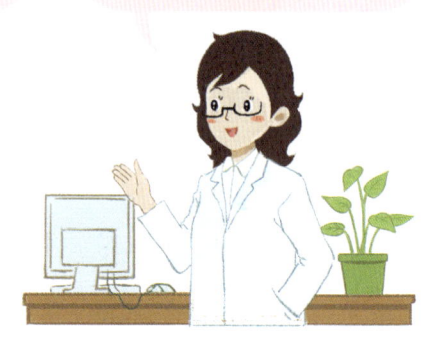

● 病毒性和细菌性引起的发烧、腹泻。应该如何治疗呢?

● 预防抗生素相关性腹泻非常重要,配合服用益生菌可以减轻腹泻,如果腹泻严重也需将配方奶粉换成无乳糖特殊配方。

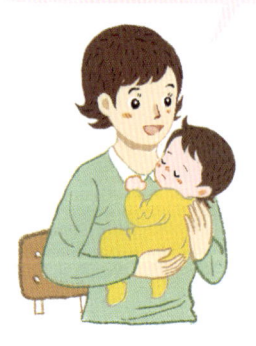

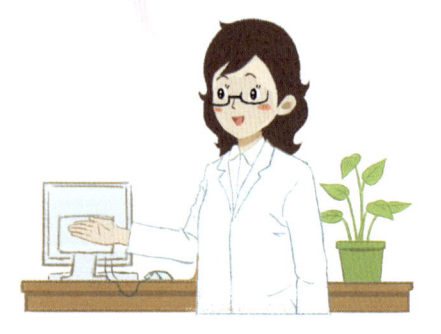

秋季腹泻主要发生在2岁以下的婴幼儿，6个月~12个月龄为高发年龄。患儿可于感染1天~3天后，从大便中排出大量轮状病毒，最长可排6天。呕吐、发热、稀水便是秋季腹泻的主要表现。病程1周左右，对患儿的主要危害是脱水、电解质紊乱。治疗的关键是补充电解质，纠正脱水、酸中毒状况。

❖ 消化不良性腹泻

由于饮食不当导致宝宝消化不良性腹泻，如过多的食入不易消化的食物、暴饮暴食、进食过冷食物、感冒期间过多喂食等。宝宝出现消化不良性腹泻后，有效的处理方法是调整饮食结构，剔除不易消化食物，在宝宝没有要求进食的情况下，不鼓励宝宝进食。当宝宝有进食要求时，给宝宝提供易消化的食物。可给搭配服用益生菌。

宝宝罹患病毒或细菌性肠炎期间，肠道内正常菌群为了围攻侵入的病微生物，损耗大量兵力，导致肠道内菌群失调。宝宝因病服用抗生素时，在杀灭有害致病菌的同时，也会捎带伤害了有肠道内的有益菌，进而导致肠道菌群失调。

家庭护理建议	
饮食调整	包括减少不易消化食物的食入量，如含油脂高的红色肉类、含纤维素高的蔬菜和杂粮。
补充益生菌	可选择以双歧杆菌和乳酸杆菌为主要的益生菌。

❖ 肠道易激惹综合征

肠道易激惹综合征又称过敏性肠综合征，常见的临床表现有，腹泻、胃胀、腹痛、便秘等。有的也会便中带黏液，但无直肠出血症状。多发生在长期处于精神压力下的宝宝，但此症不属于心理疾病范畴。

家庭减轻孩子的心理压力，缓解孩子的紧张情绪会使症状有所改善。未查询到相关的药物治疗临床观察数据。

❖ 乳糖不耐受症

肠道内存在分解乳糖的物质——乳糖酶。当肠道内乳糖酶缺乏后不足时，食物中的乳糖不能充分分解，未分解的乳糖在肠道内发酵，产生气体，宝宝出现腹胀、腹痛、腹泻、大便有泡沫等乳糖不耐受表现。宝宝罹患腹泻期间会出现继发的乳糖不耐受，如果医生确诊宝宝有乳糖不耐受，会根据发病原因、年龄、临床表现和喂养方式，给出合理建议。如补充乳糖酶，选择低乳糖或无乳糖配方食品。

❖ 宝宝腹泻时父母要做到的十项规定

不要自行购买使用治疗腹泻的药物，尤其是抗生素。

引起婴儿腹泻原因有多种，应加以辨别，只有针对病因进行处理，才能有效地控制病情。当孩子腹泻时，要冷静分析一下可能的原因，并告诉医生，作为医生诊断的参考。不要自行购买治疗腹泻的药物，尤其是抗生素。不正确的使用抗生素非但不能有效治疗腹泻，还有导致肠道菌群失调，甚至发生伪膜性肠炎的风险。必须明确引起腹泻的细菌，如痢疾杆菌，才能选择对痢疾杆菌敏感的抗生素。不是所有的腹泻都可以服用止泻药。严重感染性腹泻，控制感染是第一位的，在感染没有控制前，是不能使用止泻药的。由此可见，腹泻的病因鉴别，针对性治疗是非常重要的。

药物不是治疗腹泻病的唯一有效方法。

婴儿发生腹泻，父母马上会使用药物，药物的来源可能有三个：到医院开的；在药店购买的；上次腹泻时，没有吃完的药物。而对其他方面的处理，往往就忽视了。这可能就是治疗失败的原因。药物不是治疗腹泻病的唯一有效方法。应该采取综合措施：正确认真使用口服补液盐补充丢失的水电解质。由于腹泻丢失了电解质，血浆晶体渗透压降低，肠腔内的水分不但不能吸收，还会有水分析出，如果只喝白水，会出现喝水拉水现象。口服补液盐可补充丢失的水电解质，还能起到止泻作用。如果大便化验有脂肪滴，需减少油脂食物的摄入。宝宝腹泻不能过度限制宝宝进食，更不能禁水，以免出现饥饿性腹泻。

防重于治。

紧把病从口入关，提到病从口入关，父母想到的就是卫生问题。关于这个问题，父母常常会说"我们非常注意卫生"。医生不怀疑这一点。但是，父母所说的卫生是狭义的，指的仅仅是"干净"。应该更广义地认识卫生这个问题。宝宝再喜欢吃的食物，也要适当限制，合理搭配。注意饮食安全，带宝宝外出就餐，尽量不选择宝宝从来没有吃过的食物，以免发生食物过敏反应或不能耐受现象。购买成品食物，要到有信誉的商家选择有品牌口碑佳的。需要冷藏的食物要放在车载冰箱里，如果没有冷藏设施，要购买可以常温保存的食物。

科学护理是腹泻治疗中重要环节。

比如，耐心喂口服补液，给宝宝提供易消化食物，处理大便后要有效洗手，不要乱用抗生素和其他止泻药。

口服补液最关键。

腹泻时丢失水和电解质，导致脱水电解质紊乱和酸碱失衡，危及生命，父母一定要认真耐心喂口服补液盐。吐出去不怕，只要吐得少，喝得多，就能达到补充液体的目的。这一关键问题，往往不能引起父母的重视。

婴儿腹泻期间谨慎服用益生菌。

有些益生菌含有牛奶蛋白和谷蛋白成分，母乳喂养或未添加辅食的婴儿以及对牛奶蛋白或谷蛋白过敏的宝宝，服用这类益生菌后可能

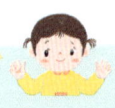

郑大夫小课堂

如果给宝宝服用益生菌，需注意以下几点。

如果宝宝对牛奶蛋白过敏，请不要选用含有牛奶蛋白成分的益生菌。

如果宝宝尚未添加辅食，或确定宝宝对谷蛋白过敏，请不要选用含有谷蛋白的益生菌。

腹泻的宝宝不宜选用益生元和益生菌混合剂型。

不要把益生菌当作腹泻病的治疗性药物。

需空腹服用益生菌，可在宝宝两餐间服用。

需单独服用益生菌，与其他药物同时服用时，需与益生菌间隔2小时以上。

40℃以下温水冲调。

需把益生菌存放在冰箱冷藏室内。

会加重腹泻症状。婴儿在腹泻期间，肠道黏膜受损，消化食物吸收养分的功能减弱，而宝宝食量减少，恰好使消化道得以休养生息。这个时候服用可促进食物吸收加速肠蠕动的益生菌时，也不会收到好的效果。

有的益生菌含有可缓解便秘的益生元，也不适合腹泻期间的宝宝服用。口服补液盐可治疗90%以上不同年龄段不同病因的腹泻，可减少粪便量，减少腹泻次数，有效地补充腹泻丢失的水电解质，降低腹泻带来的危害。所以，婴幼儿腹泻有效的治疗药物是口服补液盐。

不建议把益生菌作为保健品长期给宝宝服用。胎儿期宝宝肠道内处于无菌状态，但出生开奶后24小时，新生儿肠道内就会定值大量的益

病例回放

宝宝腹泻2个多月，爸爸妈妈带着宝宝前来就诊，坐下后，就拿出一大沓的大便常规检验单。这位母亲说，自从孩子腹泻，每天都给宝宝化验大便，有时一天化验两三次，只要大便镜检有白细胞，哪怕只有一两个，就给吃抗生素，如果服用抗生素时仍然有白细胞，就更换"更好的"的抗生素。2个多月下来，宝宝几乎吃遍了各种抗生素，从始至终都未曾做过大便细菌培养和药物敏感菌试验，仅仅根据宝宝大便有无白细胞和大便次数决定是否是使用和如何使用抗生素，这不就是滥用抗生素吗？如果知道滥用抗生素会对宝宝造成很大的伤害，父母就不会这么做，医生更不会主观上这么做，但宝宝受到伤害是事实。

生菌，足够维持宝宝肠道内环境。随着开奶次数和出生天数的增加，肠道内益生菌数量会逐渐增加，建立起适宜的菌群和肠道内环境的平衡，过多的人为干预不利于宝宝自身调节。

宝宝腹泻期间服用止泻药需慎重。

止泻药有吸附肠道致病菌和吸收水分而使大便转稠的功效，如蒙脱石散和鞣酸蛋白。但具有吸附作用的止泻药，在吸收水分的同时也会吸附肠道内的益生菌。所以，宝宝腹泻期间需慎重服用止泻药。如果宝宝排大量水样便，需立即带宝宝看医生，并在就医途中努力为宝宝补充口服补液盐，而不是急于给宝宝服用止泻药。因为这时给宝宝服用药物，可能会引发宝宝呕吐，婴儿口服补液的补充，呕吐会进一步丢失水电解质，增加脱水电解质紊乱风险。所以，宝宝腹泻时，父母最需要做的是想尽一切办法给宝宝补充口服补液盐，而不是给宝宝服用所谓的止泻药。即便给宝宝服用蒙脱石散等止泻药，也不要常规一日三次服用，而是服用一次后观察大便情况，如果大便水量和次数减少，就不要再服用了，以免肠道内的益生菌被大量吸附。

婴幼儿特别是婴儿，腹泻期间滥用抗生素，是导致宝宝腹泻经久不愈的重要原因。

给宝宝使用抗生素，必须在医生做出明确诊断后，按照医生开出的处方取药，并在医生指导下使用。婴儿肠道内环境不稳定，一旦内环境遭到破坏，需要长时间康复，而婴儿正处于快速生长发育期，对营养的需求量大，要尽最大可能保护孩子胃肠健康，人们会说有病吃药天经地义，但以科学的视觉审视，药物可谓是一

如何护理轮状病毒腹泻

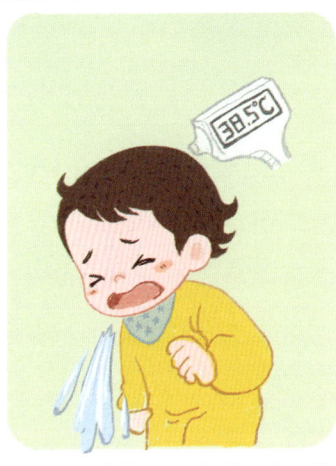

● 轮状病毒性胃肠炎初期，孩子以发热呕吐为主。

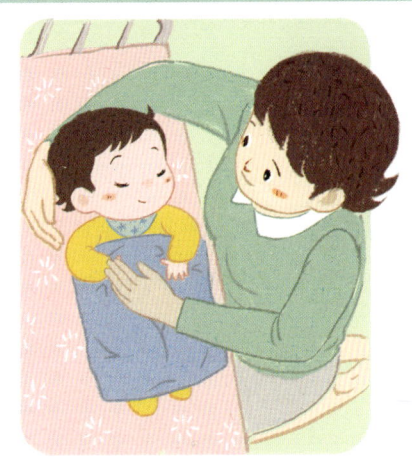

● 家长应该尽可能保持孩子处于安静状态，以减少呕吐次数。

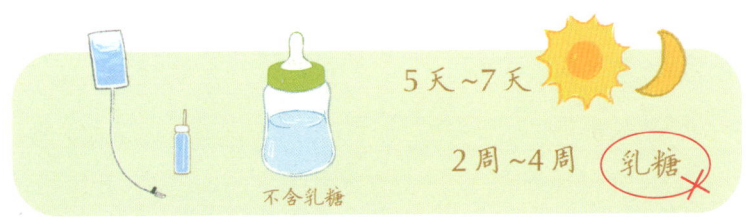

● 轮状病毒感染期间，小肠黏膜上乳糖酶受到不同程度的损伤，造成对乳糖消化不良，出现腹泻。轮状病毒胃肠炎自然病程在5天~7天。感染后2周~4周会有不同程度的乳糖不耐受问题。

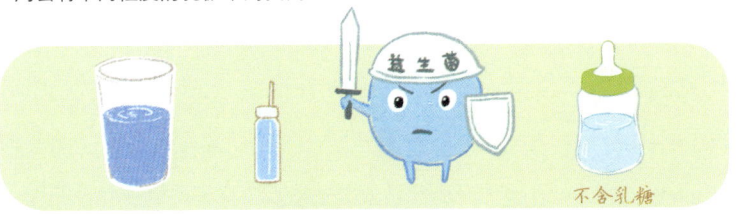

● 护理建议：建议配方奶婴儿换用无乳糖配方粉。母乳喂养儿一般不需要关注，若腹泻严重可添加"乳糖酶"。提供充足的水分，适当添加电解质和糖，服用益生菌。

宝宝胃肠保卫战　101

把双刃剑，在治疗疾病的同时也有损害身体的可能，对药物要心存敬畏，规避药物不良反应，能不用的药绝不为了自己的心安给孩子使用药物。

抗生素具有杀灭或抑制肠道致病菌的作用，抗生素在杀灭肠道致病菌的同时也可杀灭肠道益生菌。如果宝宝肠道内没有致病菌，那么服用抗生素就只剩下杀灭肠道内有益菌，导致菌群失调，从而破坏肠道内环境。原本可以很快康复的腹泻病成为迁延性腹泻，甚至罹患伪膜性肠炎，危及孩子健康。大便镜检有几个白细胞不能作为细菌感染性肠炎的诊断依据，更不是使用抗生素的指征。WHO在腹泻诊治指南中提出了抗生素使用指征：细菌性痢疾（法定乙类传染病）、霍乱（法定甲类传染病）、严重的非常道细菌感染性疾病。

治疗腹泻的中药谨慎使用。

中药是药品不是食品，尽管有药食同源一说，中药材也不等同于食材。中药讲究的是配伍，一个方子制成的中成药，有严格的适应证，不能包含所有原因引起的腹泻病，要在中医大夫指导下服用中药。

宝宝严重吐泻，喂不进去口服补液，立即带宝宝看医生，在没有见到医生前，不要放弃补充口服补液盐，以保证宝宝血容量。宝宝腹泻伴发热，首先带宝宝看医生，在没有见到医生前，体温38.5℃以上，可服用退热药对乙酰氨基酚，同时要补充口服补液盐。宝宝多泻一天，营养损失和危重程度就增加一天，如果按医嘱治疗出现以下几种情况，要及时向医生咨询，医生会重新判断病情，制定新的治疗方案。

腹泻次数有增无减，大便性状变差。

24小时大便次数超过7次。

24小时排水样便3次以上。

发现大便呈脓血样或果酱样便或大便中有肉眼血便。

24小时补充的口服补液盐量不足大便中水分的50%。

喝口服补液盐后即发生呕吐。

体温持续升高。

宝宝精神萎靡，抱着宝宝感觉到宝宝无力。

第六章

宝宝便秘及家庭护理应对

便秘不是独立的疾病,而是消化系统常见的一组临床症状,可由诸多因素引起,是儿童排便障碍中最常见的症状之一。儿童便秘的比例大约为10%。便秘可极大地影响儿童生活质量。孩子一旦发生便秘现象,父母即要高度重视,积极寻找发病原因和缓解办法,又要避免给孩子造成心理压力。

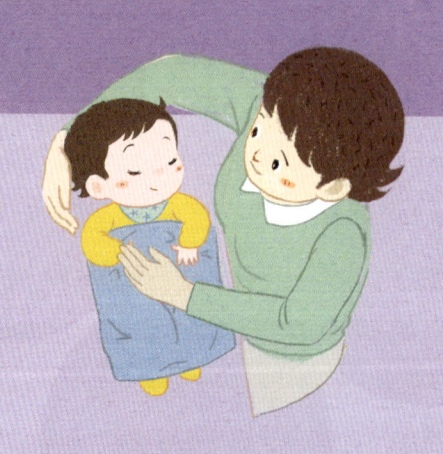

1. 便秘的表现以及引起便秘的可能原因

排便是人体一系列复杂而协调的生理反射活动，完整的肛门直肠神经感受器、肛门括约肌群、排便反射的反射弧和脊髓中枢的协调控制能力是必不可少的。上述环节中的任何一处发生损伤或者中断，都可能导致排便功能障碍。

判断孩子是否便秘，可以从以下几方面来看：

粪便干硬
排便费力
排便时间长
排便次数少

其中，粪便干硬是判断便秘的主要依据。儿童便秘还会伴有其他症状，如腹部（肚脐周围）隐痛、食欲减退、恶心、呕吐、尿频和尿便失禁等。

引起便秘的因素错综复杂，甄别便秘的原因并非是件易事。流行病学调查，绝大多数儿童便秘是滞留性（憋便）和饮食因素导致的功能性便秘，通过干预可以有效缓解。少见胃肠道结构缺陷和滥用药物，如囊性纤维变性、巨结肠病、铅中毒、甲状腺功能减退和脊髓损伤，药物问题引起的便秘不到5%。宝宝便秘大多是功能性，极少数是器质性。为正确诊断功能性便秘，家庭医生应该注意排查病理性因素导致的便秘。功能性便秘多是由于如果宝宝不愿排便，大便在肠道内滞留时间越长，就会变得越干燥。

宝宝胃肠保卫战

排出干燥而粗大的粪便就会导致肛门裂伤，宝宝又会因为惧怕肛门疼痛更加拒绝排便。这样周而复始的恶性循环，使得便秘越发严重。

婴儿和儿童便秘原因	
功能性和滞留性（多见）	
饮食因素（常见）	缺乏纤维性食物、牛奶摄入过多、营养不良、脱水。
滥用泻药	
药物	麻醉药品、抗组胺药、某些抗抑郁药、长春新碱。
胃肠道结构缺陷	肛裂、痔疮、肛周脓肿、前异位肛门、直肠和肛门狭窄、骶骨前畸胎瘤小肠或结肠肿瘤、狭窄、小肠慢性扭转、肠套叠。
平滑肌疾病	硬皮病和皮肌炎、系统性红斑狼疮、慢性肠假性梗阻。
肠肌层神经细胞畸形	先天性巨结肠、瓦登伯革氏症候群、多发性内分泌瘤病2a。
高神经节病和低神经节病	纤维囊性骨炎、多发性内分泌瘤病2b、肠神经元发育不良症、慢性假性肠梗阻。
脊髓损伤	
内分泌代谢紊乱	甲状腺功能减退、甲状腺功能亢进、肾小管性酸中毒、尿崩症、特发性高钙血症、维生素D中毒。
骨骼肌无力或失调	肌营养不良或肌强直、脑性瘫痪。

婴儿和儿童便秘的器质性疾病警示信号

警示信号	可能的疾病（极少见或罕见）
出生48小时后尚无胎便排出	巨结肠病
生长缓慢 呕吐胆汁样物	巨结肠病
空腹时可在腹部触摸到大块的粪便	巨结肠病
腹部膨胀（隆起）胆汁性呕吐	假性梗阻
下肢肌力弱 肛门无开闭动作 尾骨处有深窝或毛丛	脊膜突出、脊髓瘤
精神差 易冷 发育迟滞 大便秘结	甲状腺机能减退
多尿 烦渴	尿崩症
腹泻 疹子 生长停滞 反复发热肺炎	囊性纤维变性
添加麦类后腹泻	麸质肠病
肛门外表异常	先天性肛门直肠畸形

译自 http://www.aafp.org/afp/2006/0201/p469.html

❖ **易发生便秘的阶段及表现**

开始添加谷类和菜泥后

由母乳或配方奶过渡到固体食物的婴儿，可能会发生便秘，父母可定时给宝宝做腹部按摩和按压，帮助宝宝做运动，保证宝宝摄入充足液量，继续坚持母乳喂养。

大小便训练后

孩子在大小便训练期有便秘风险，如果宝宝不情愿或没有兴趣使用卫生间，他就会拒绝排便，这时会导致便秘。如果在训练排便过程中宝宝拒绝排便，暂时停止训练。一旦发现宝宝有便意时，通过搂抱、亲吻、语言鼓励等方法，让宝宝乐于接受做便盆或马桶。当宝宝主动坐便盆时要表示赞赏，不管这次排便成功与否。一定保证宝宝坐便时脚下要有支撑物，如凳子。当宝宝用力排便时，支撑物能够让孩子排便时使上劲儿（宝宝用力蹬凳子，凳子给宝宝一个反推力，否则就像老牛吊到半空中，有劲使不上），凳子也给予宝宝一种安全稳定感。

开始上学后

一旦宝宝上学了，你就不可能知道他在学校去卫生间的情况，有的孩子不愿使用学校的卫生间，原因可能是不习惯或嫌太公开，这样会导致宝宝憋便。无论是孩子在家期间、上学期间，父母都要持续关注宝宝的排便问题。询问宝宝不在家时排便是否有什么问题，如果是时间问题或窘迫问题，那就要想办法解决。

❖ 什么是正常的排便习惯？

婴儿每天排出软便或稀便4次左右（母乳喂养的婴儿排便频次多于配方粉喂养的婴儿）。有的婴儿，可能每次吃奶后都要排便，而有的婴儿，可能每周仅排一次便，但大便并不干结，吃母乳的婴儿很少患便秘症。吃配方奶的婴儿，可能会排成形，甚至有些硬度的大便。吃水解蛋白配方或氨基酸配方粉的宝宝，大便多比较松散颜色偏绿。

幼儿排出的大便多如香蕉样成形软便，每天排便1次~3次或每周排便3次以上，排便时间相对固定，不拒绝排便，排便不那么费力，没有痛苦表情。

❖ 不正常的排便习惯有哪些表现？

排出的大便看上去是硬的，或似羊粪蛋儿或驴粪蛋儿，或大便带血，有时会堵塞马桶，拒绝排便，排便时会哭，排便时看上去很吃力，排便次数比原来明显减少。如果宝宝排便时很会用力，甚至面部发红，发出吭吭唧唧的声音，但大便性状是软的，也不能认为是便秘。尽管宝宝每天都排便，甚至一天排几次，但大便干硬，甚至大便带血，宝宝很有可能患上的便秘。

❖ **特殊的排便习惯有何表现？**

要排便时，宝宝采取诸如弓着背、弯着腰、紧缩臀部、双腿交叉或僵硬、脚尖站地、左右扭动、坐立不安或者下蹲或啼哭，或者藏在一个角落里，这些表现都意味着宝宝可能有便秘。

❖ **什么是功能性便秘？**

排便延迟或排便困难2周或更长时间。常因为惧怕排便引起肛门疼痛而抑制排便。牛奶蛋白过敏所致的肛周炎也会因排便

病例回放

我在门诊中，曾遇到这样一位愁容满面的妈妈。她见到我就诉苦："今天宝宝因大便干燥，流了一屁股的血。这宝宝算是愁死我了！生下来3天开始拉肚子，想尽办法也没治好。六七个月时突然好了，还没来得及高兴，她又开始大便干燥，一直到现在23个月。香蕉、蜂蜜、香油、蔬菜，甚至中药也吃了不少，但都没什么效果，反而越来越严重了！小屁股已撑裂，时常红肿，每次大便都要出血，今天竟流了许多，让人心痛。她平均一天大便一次，又粗又硬且全是蛋状，如果2天一次，那就惨了！就看她嗷嗷嚎叫吧！我是实在想不出什么办法了！"

宝宝胃肠保卫战

引发疼痛，故此继发便秘。宝宝表现可有排便时躺下来伸直腿；或者采取站立姿势，臀部顶着家具或墙壁；或者蹲在人们看不到的地方；常发生大便失禁现象，大便带血（大便上附着有鲜血）。

❖ **什么是慢性便秘?**

连续2个月或以上出现下列特征：排出硬而干的粪便；排便费力、不畅和憋便；直肠粪便嵌塞；巨大的粪便最易堵塞马桶；每周排便少于3次；每周有1次以上大便失禁发作；排便疼痛；一直在治疗便秘，却一直不见好转。有慢性便秘的儿童多伴有生长发育落后、低体重、腹痛、呕吐、肛裂或痔疮等症状。

❖ **慢性便秘为何会导致便失禁?**

60%的慢性便秘儿童会有便失禁现象，最可能原因是干硬的大便堵塞直肠，对疼痛的惧怕会使得孩子夹住粪便不敢往外排，但宝宝阻挡不住体内发出的排便信号，最终把粪便拉在裤子里。有的宝宝会因某些情绪主动抑制排便，憋住粪便而不排，如反感如厕训练、被催促尽快排便、在排便时受到过惩罚、反抗父母对他某些行为的严格控制等。还有环境的改变，如在幼儿园或学校里，可能会因为惧怕或窘迫感而忍住便意，或者时间安排太紧，没有时间去排便，或学校的活动中断了他们的正常排便时间。当这种情况多次发生，而宝宝已经超过正常如厕训练年龄，就称为大便失禁。

2. 宝宝出现便秘父母需积极应对

对于婴幼儿来说，一旦发生便秘，会比成人更难解决。成人不会因此而拒绝排便，而是积极想办法解决排便问题。宝宝则不然，排便越难，宝宝越拒绝排。因此，避免和治疗宝宝便秘是非常重要的。

慢性便秘可能需要几个月的治疗时间，期间要有家长、孩子以及医生之间的密切配合。在几个月的治疗期间如果出现反复，不要气馁。直肠是由肌肉组织组成，当孩子患上慢性便秘后，直肠肌肉变扩张，要想再缩回原来的形状需要几个月的时间。

❖ 宝宝便秘切不可拖延治疗

有时，干硬的粪便擦伤直肠黏膜，粗硬的大便导致肛裂、肛周脓肿、痔疮等肛门疾病，大便可带血或黏液，排便时可有疼痛。由于排便导致肛门疼痛，宝宝不敢排便。有过这样的经历，会更增加宝宝排便的恐惧感，宝宝憋便不排而使大便更加干硬，两者互为因果，形成恶性循环。

❖ 带宝宝看医生前请准备好以下问题

在家中准备好这些问题的答案，有助于医生寻找宝宝便秘原因和制定治疗方案，把有限的就诊时间用到实处。

宝宝什么时候开始出现的便秘现象？
排出的粪便是硬的还是软的？最好能有照片或视频资料。
宝宝多长时间排便一次？从发现便秘现象开始到就诊这一段时间，通常几天排便一次。
父母是否有便秘史？
家庭干预或治疗是否能缓解便秘症状？
宝宝是否接受过如厕训练？训练时，宝宝是否反感如厕训练，故意憋着不排？

宝宝是否在能很好控制尿便后，还会发生拉裤子情况？

宝宝近期在餐食、日常生活、环境方面有什么改变？

宝宝近期是否开始使用新的营养补充剂、中草药、非处方药或处方药？

宝宝近期是否有心理压力？

宝宝近期是否患某一疾病或其他健康危害因素？

把这些问题写在一张纸上，就诊时拿给医生看，医生会快速了解宝宝情况。

3. 婴儿（0~12个月）便秘

❖ **父母如何判断婴儿便秘？**

（1）无论排便次数如何，大便干而硬，都意味着宝宝发生了便秘。

（2）一直以来，宝宝都是一天几次，十几次，甚至每次喂奶后都有大便，但现在大便次数较通常减少了，尤其是三天或三天以上没有大便，宝宝大便时有明显不舒服感，提示宝宝便秘了。

❖ **以下情况均不属于便秘**

新生儿正常的排便情况

50%新生儿，出生后12小时排出墨绿色黏稠的胎便，胎便主要是胎儿时期消化道内的分泌液、肠黏膜脱落的上皮细胞和胎儿吞咽的羊水。如果胎便过于黏稠，可引起胎便性便秘，可喜的是这种情况并不多见。胎便多于48小时后排净，然后逐渐过渡到新生儿粪便，粪便次数和每次粪便量逐渐增多。新生儿每天排便次数可达4次~8次，少数新生儿甚至可达12次~14次。纯母乳喂养时，粪便多呈金黄色均匀糊状，纯婴儿配方粉喂养则多呈淡黄色有奶瓣。

生后1个月~6个月婴儿排便情况

排便次数逐渐减少，每天1次~6次，有的婴儿会2天~3天排便一次。尽管宝宝几天排便一次，但粪便并不干硬，不能就此认为宝宝便秘。有时，宝宝排便时会脸色发红，似乎在用力排便，也不意味着便秘。这个阶段的婴儿，尤其是3个月以下婴儿，排便时哼唧用力，满脸憋得通红，属正常现象。不能仅仅根据排便次数来判断宝宝有无便秘，粪便干硬是判断宝宝便秘的主要依据。婴儿在6个月以前是纯乳喂养，发生便秘的概率比较少，特别是纯母乳喂养的婴儿，因为母乳中乳糖和低聚糖含量高，很少会出现便秘。

生后7个月~12个月婴儿排便情况

生后7个月~12个月是添加辅食阶段，粪便性质和排便次数发生一些改变。如果对辅食耐受好，吃辅食后，排便次数减少，每天1次~3次，或1天~3天排便一次，粪便性状逐渐成条状软便。如果对辅食耐受不佳，或者对辅食产生过敏反应，则排便会出现异常，或出现便秘，或出现腹泻。在辅食添加期，如果出现便秘和腹泻，父母需要向医生咨询并积极调整辅食添加策略，因为这两种情况都会给孩子带来不佳情绪，甚至影响到健康。

食量小的婴儿排便情况

宝宝食量小，肠道内余渣少，大便也就少了。如果宝宝几天才排大便一次，但宝宝排便并不费劲，大便也不干硬，宝宝精神好，体重身长增长也正常，就不能认为是便秘。

婴儿和儿童排便的正常频率

年龄	每天平均次数	每周平均次数
0~3个月（母乳喂养）	2.9	5~40
0~3个月（配方奶喂养）	2.0	5~28
6个月~12个月	1.8	5~28
1岁~3岁	1.4	4~21
3岁以上	1.0	3~14

译自 http://www.aafp.org/afp/2006/0201/p469.html

❖ 婴儿便秘的可能原因

配方奶粉喂养

母乳中的脂肪和蛋白质达到了完美平衡，尽管婴儿也许几天排一次大便，但大便几乎总是软软的。所以，母乳喂养的婴儿较少发生便秘。纯配方奶粉喂养儿便秘概率高于纯母乳喂养儿。如果再额外补充钙剂，会增加便秘的概率。有便秘家族史的，就更易便秘了。

摄入过多的固体食物

婴儿添加辅食期间，首先引入的是纤维素成分低的婴儿米粉，且成品婴儿米粉中添加了矿物质等营养成分，如果宝宝摄入较多的固体食物，很有可能会出现轻微便秘。如果这时又断了母乳，改喝配方粉，出现便秘的概率升高。

发生脱水现象

如果婴儿出现脱水，那么体内就要做出从食入或饮入的食物中吸收更多液体的反应，同时也包括从其肠道内的废物中吸收水分。结果就会产生干而硬的大便，致使排便困难。

宝宝紧张情绪

宝宝长时间处于紧张情绪中，如妈妈突然上班，把宝宝交给刚上任的保姆看管；改变了宝宝原来的生活习惯；父母脾气不好，经常争吵。

过多额外补充钙剂

高血钙也可使结肠应激性降低，所以甲状旁腺功能异常、过多服用钙剂和促进钙吸收的维生素AD等，也可引起便秘。确诊要看医生。

疾病导致的便秘

尽管并不常见，一些潜在的疾病也可能导致便秘。例如：罕见的先天性巨结肠的婴儿，出生后即可出现便秘、腹胀现象。甲状腺功能减低症（克汀病）可引起顽固的便秘。食物中毒（肉毒杆菌中毒）、某些食物过敏、代谢紊乱，也会导致便秘。

❖ 婴儿便秘，父母如何做？

定时按摩宝宝腹部

定时按摩腹部是缓解宝宝便秘的最佳方法。将手放到宝宝肚脐上，向下压1厘米，然后顺时针方向揉动，注意观察宝宝的表情。如果哭或尖叫，可能你用力过猛。

定时按压宝宝腹部

将手放到婴儿肚脐左下方约三指宽的地方，轻轻按压，直至你感觉到有坚硬，团块样东西，保持压力约3分钟。

帮助宝宝多做活动

如果婴儿会爬行，给宝宝创作条件，让宝宝有更多的机会做爬行

宝宝喂养与便秘

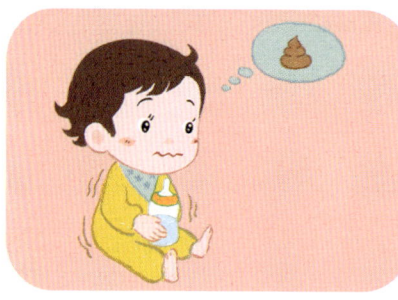

① 母乳喂养儿由于母乳中的营养元素容易被吸收，不易出现便秘。喝配方粉的婴儿要如何减少便秘呢？

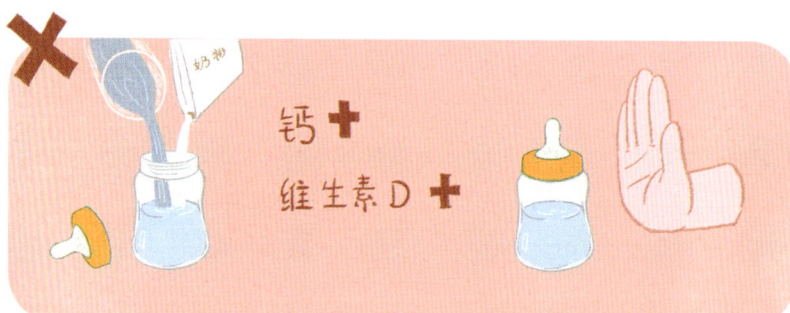

② 配方奶中已添加了婴儿生长发育所需的钙等微量元素和维生素D等维生素。若额外补充易造成不被吸收的钙与脂肪酸结合形成钙皂，引起便秘。

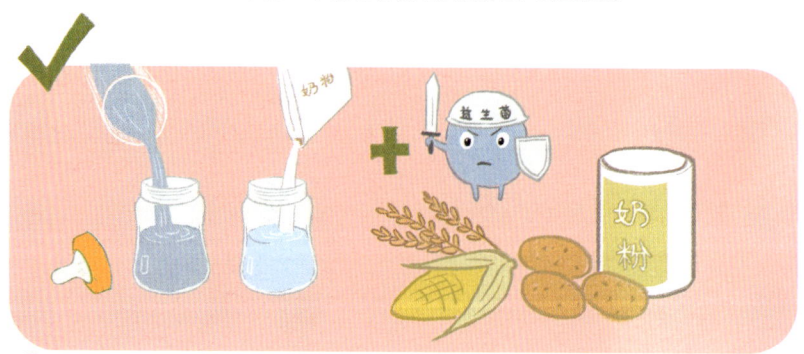

③ 注意配方粉调兑方式切忌粉多水少。也可通过添加活性益生菌，多吃高纤维的食物改善便秘。

动作。如果还不会爬行，妈妈可帮助宝宝做像骑自行车样的运动。

给宝宝洗澡

温水能帮助宝宝放松，使宝宝紧张的身体各个部位得到松弛。洗浴后快速用浴巾包裹，全身涂保湿乳，然后用给宝宝做腹部按摩和骑自行车样的运动。

刺激宝宝肛门

刺激直肠可以有助于宝宝排便。用无菌棉签蘸凡士林软膏，然后轻轻刺激宝宝肛门皱褶处，常常能够促使宝宝排便。

保持肛门清洁

如果宝宝大便干而硬，导致大便带血，肛门有撕裂，肛门周围有血迹，要带宝宝看医生，并认真护理臀部，保持肛门周围清洁干净。每次大便后用清水冲洗，用洁净的布沾干，涂护臀霜，如芦荟乳液，帮助裂口愈合。

帮助宝宝缓解紧张情绪

不要频繁更换宝宝看护人；家里人尽量避免在宝宝面前争吵；妈妈上班前要亲吻宝宝，不要偷偷离开宝宝，尽管宝宝不明白妈妈去上班了，到时候还会回来，但宝宝能感受到妈妈对他的爱。

更换婴儿配方奶粉

如果宝宝是婴儿配方奶粉喂养，请咨询医生更换那一类的会好些，选出最适合你家宝宝的。对牛奶蛋白不能耐受可出现便秘，如果怀疑，可选择水解蛋白配方粉或氨基酸配方粉。

软便食物

如果宝宝月龄4个月及以下，咨询医生如何处置便秘。软便食物只适合4个月以上的宝宝。梅汁、梨汁儿和苹果汁具有天然软便作用，可缓解轻微便秘。如果宝宝在4个月龄以上，可每天添加100毫升。8个月龄以后，可以每天添加150毫升。

如果宝宝已经添加了辅食，适当削减可能导致便秘的食物，如米粉、香蕉、熟胡萝卜和奶酪，这些食物容易结合到大便上。增加菜泥和青菜碎，梅泥、杏泥、梨泥可使大便松软。

增加液体量

无论是母乳喂养还是婴儿配方粉喂养，人们很容易陷入一个误区，即宝宝摄入的食物主要是液体，所以他已经获得足够的水分。如果宝宝有便秘迹象，在每次喂奶后，增加几十毫升水，可帮助宝宝冲刷肠道，缓解便秘。

高膳食纤维食物

从理论上来讲，食物中纤维素过少，或进食太少，没有足够多的东西刺激肠壁，使肠道蠕动速度减慢，粪便在肠道内停留时间延长，导致大便干燥，引起便秘。所以，增加高膳食纤维食物的摄入可缓解便秘。然而，有临床证据表明，适量摄入高纤维素膳食并非能有效缓解婴儿便秘，甚至使大便更干硬。您可以尝试适当给宝宝增加高纤维膳食，如果能够缓解便秘，那是再好不过的事了，可以继续这么做下去。如果没有效果，千万不要无限制地增加，过多食入高纤维素膳食会影响矿物质的吸收，导致营养失衡。

大便软化剂

在医生指导下，可服用乳果糖或低聚糖等大便软化剂。没有医生的许可切记不要使用导泻药。有的妈妈会给宝宝服用益生菌或进食乳酸菌饮料，如果可以有效缓解宝宝便秘情况，当然可以服用一段时间。如果没有任何效果，就需要寻找其他方法了。

开塞露（甘油栓剂）

使用开塞露后，会在15分钟~30分钟之内导致排便。使用前，一定要咨询医生，医生会根据宝宝的年龄、身高、便秘持续的时间，建议使用的剂量和频次。不建议给1岁以下婴儿使用开塞露，偶尔使用可以，经常使用会造成宝宝对开塞露的依赖。

其他医学干预

医学干预方法需要在医院由医生或护士进行操作。比如，采取多次灌肠的方法，清除乙状结肠内粪便，每隔2天~3天1次。口服肠道润滑剂，常用的是矿物油，使用量根据便秘程度调整。长期使用矿物油会影响脂溶性维生素（维生素A、D、E、K）的吸收。只有发生严重的、顽固的和慢性便秘的时候，才可在医生指导下使用灌肠法和口服润滑剂法。婴幼儿不宜选用缓解便秘的刺激性药物，如番泻叶。

缓解便秘方法总结

缓解宝宝便秘，最主要的是排便习惯的建立和饮食调整。使用任何医学疗法，都要在医生指导下进行。

❖ 婴儿便秘，父母不该做什么?

没有医生许可，不要给宝宝使用矿物油、灌肠药或刺激性导泻药。导泻药会使肠子蠕动加快，如果出现异常蠕动，有可能引起肠套叠。这可是比便秘还严重的疾病，可能会使孩子遭受手术之苦，甚至危及婴儿的生命。使用任何缓解便秘的药物，都要在医生指导下使用。妈妈可千万不要擅自使用。

宝宝胃肠保卫战

只要婴儿能够排出大便，妈妈就不要总是担心孩子的大便。尽管间隔时间长些；大便并不是很硬；排便时，婴儿也没有痛苦表情；有些使劲，也不损伤肛门；孩子精神也很好，体重身长增长正常。不要一天不拉就使用开塞露，这样反倒会使婴儿产生依赖性加重便秘。经常使用对婴儿肛门也会造成损伤。

不要过多补充钙、铁、锌等矿物质，以免增加宝宝胃肠负担，影响食欲，引起便秘。

❖ 婴儿便秘，什么时候看医生？

如果上述措施不能够有效地缓解便秘，1周后便秘仍在持续，需要看医生，以排除其他潜在的疾病因素。

如果便秘症状加重，排便哭闹加剧，大便带血或血便增多，宝宝不思饮食、精神差，体重减轻。

不足4个月的宝宝，大便很硬、家庭干预48小时后，仍无好转，或按往常经验，超出大便时间24小时。

4. 幼儿（1岁~3岁）便秘

1岁以前，排便主要靠排便反射引发的排便动作完成排便。1岁以后，随着年龄增加，通过主观意识控制肛门内外括约肌的收缩和舒张来控制排便的能力逐渐增强，宝宝排便逐渐变得规律起来，每天排便一次，每次排便时间也逐渐固定下来。然而，事与愿违。便秘原因错综复杂，有病理生理因素，有心理精神因素，也有喂养饮食因素，还与养育方式和习惯培养，甚至与父母和看护人的文化水平有关。培

解决便秘的方法

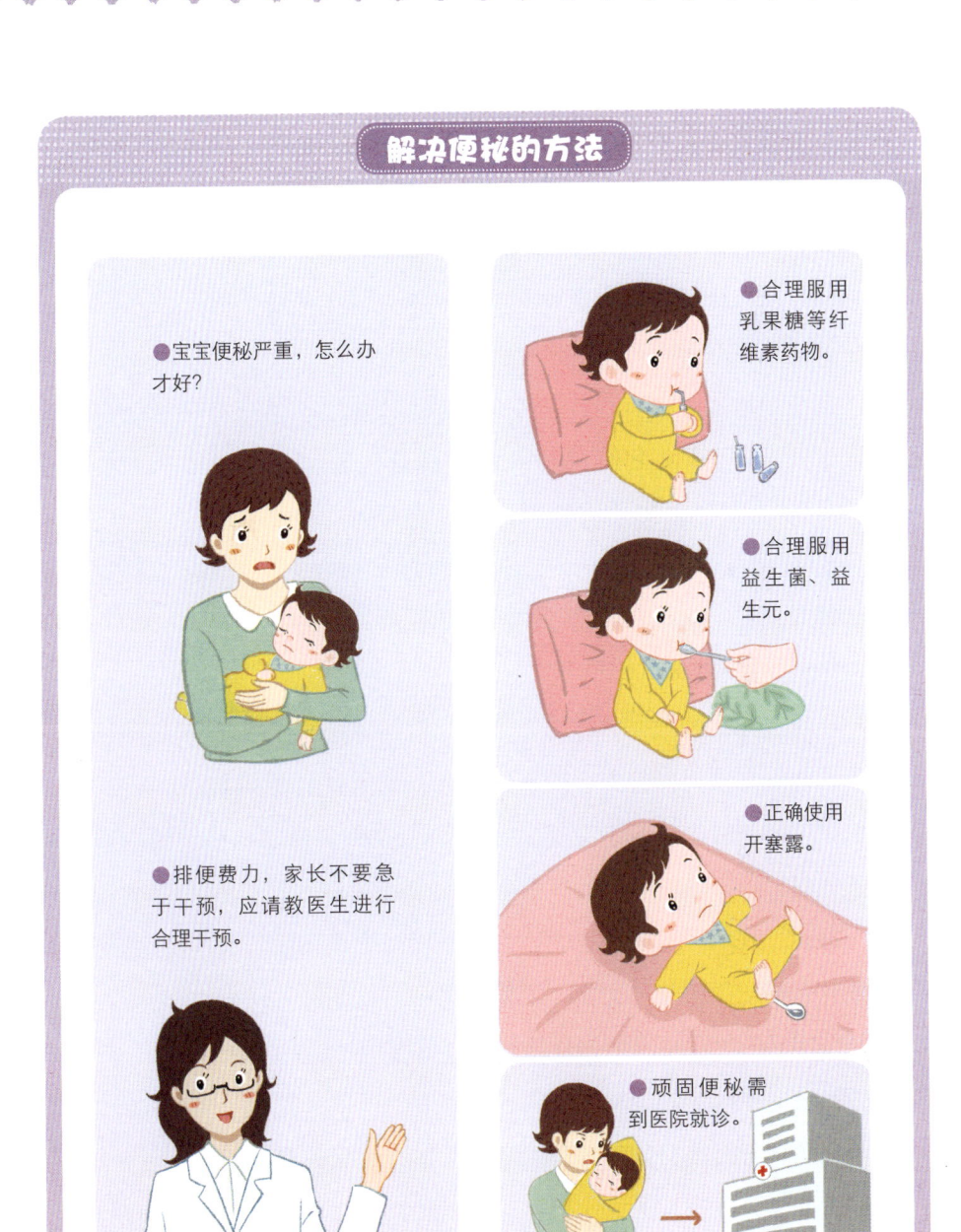

- 宝宝便秘严重，怎么办才好？

- 排便费力，家长不要急于干预，应请教医生进行合理干预。

- 合理服用乳果糖等纤维素药物。

- 合理服用益生菌、益生元。

- 正确使用开塞露。

- 顽固便秘需到医院就诊。

宝宝胃肠保卫战

养宝宝有规律的定时排便习惯，培养宝宝均衡合理的饮食习惯，是预防和治疗便秘的重要因素。所以，宝宝便秘，很多时候不都是宝宝身体问题，更不是单纯医疗可以解决的，还有父母的养育问题，对便秘的认识以及积极的应对措施。

❖ 引起幼儿便秘的可能因素

不愿意主动排便

对于18个月以上的幼儿来说，这是比较常见的原因。例如，初学走路的宝宝，由于贪玩而不去卫生间，没有耐性坐在便盆上排便。在幼儿园或学校，由于担心暴露私密处，不喜欢公共卫生间环境。

因排便痛而拒绝排便

便秘会导致肛裂和排便痛，宝宝因以往有过排便痛或令他恐惧的经历，拒绝排便，即使有很明显的便意，也刻意憋着不排，更不会主动去卫生间排便。久而久之，大脑就会忽略来自结肠的排便的信号。由于粪便停留在结肠，结肠将吸收粪便中的水分，使得粪便变硬、变干。这种干硬的大便更难排出，甚至排便时会更加痛苦，这种意识会导致儿童继续"留住"大便。形成变干——排便痛——恐惧排便——大便留宿——大便更干的恶性循环。

高膳食纤维食物摄入不足？

高膳食纤维的食物能够改善肠道功能，缓解便秘。但这种膳食结构的改变，只体现在成人阶段，而在幼儿期，高膳食纤维的食物并不能有效改善便秘。处于快速生长期的幼儿，需要摄入平衡的膳食，既然单纯的高膳食纤维的食物不能缓解便秘，父母就不要增加高膳食纤维的食物了，以免影响宝宝营养均衡。

过度摄入糖和甜食

儿童过多吃糖和甜食，容易出现排便困难。而大多数儿童都喜欢糖和甜食。

如果您的宝宝有便秘，请控制糖和甜食的摄入量。

短期便秘的疾病因素

宝宝生病期间，如急性呼吸道感染、腹泻病等，导致消化功能降低，食量和运动减少，发烧消耗体液，腹泻呕吐等引发脱水等现象，都会减少排便的频次，出现短期的便秘。

药物因素

血钾、服用抗胆碱能类药，如阿托品、山莨菪碱、颠茄等（宝宝有肠痉挛引起的腹痛时，医生可能会让宝宝服用这类药物。治疗过敏性疾病如支气管哮喘，医生可能会使用阿托品的衍生物），可使结肠平滑肌张力

病例回放

颠茄过量了

接诊一个3岁多的宝宝，腹痛。询问病史，妈妈说曾到一家医院看病，医生初步诊断肠痉挛症，开了几种药物，其中有颠茄片。回到家后，妈妈给宝宝服用了药物，但是宝宝腹痛没有缓解，阵阵哭闹。在4小时内，妈妈先后给宝宝服用了3片颠茄。晚上11点多，宝宝闹得厉害，频繁喝水，却无排尿，肚子胀得鼓鼓的。这是服用胆碱能药物过量比较典型的病例。服用胆碱能药物过量，必然导致宝宝肠管平滑肌弛缓，肠管胀气。

减低，发生弛缓性便秘。慢性铅中毒等可使肠道平滑肌发生痉挛，引起便秘。

在使用抗胆碱能药物时，要严格按照剂量。尤其是宝宝肚子疼时，妈妈为了尽快缓解宝宝腹痛，不要提前给宝宝服药，或自行加大用药剂量。这样不但会引起宝宝腹胀、便秘，还可引起宝宝排尿困难、烦渴等症。

❖ 幼儿便秘，父母如何做？

切不可操之过急

父母切不可急躁，不可数落孩子，给孩子施加压力。要正向引导，赋予孩子便秘能够得到改善的积极心态。摈弃任何精神压力，去除负面的消极情绪。尤其是当宝宝拉裤子时，更要疏导孩子的紧张情绪。

反复训练排便

人的身体有天然的反射叫作胃结肠反射。每餐之后，结肠蠕动，试图清空肠道。让宝宝抓住这个餐后胃结肠反射的有利时机，催促他去卫生间蹲便10分钟，不要让宝宝双脚悬空，要稳稳地踏在地板或凳子上。

减轻宝宝压力

宝宝去幼儿园的最初几个月，环境和饮食习惯会发生改变，离开父母和看护人，很有可能产生分离焦虑，引发便秘。妈妈要和老师保持良好的关系，每次接送宝宝时，最好和老师亲热交谈几句，宝宝知道老师和妈妈的关系很好，紧张情绪会缓解些，对老师产生信任。给宝宝一个轻松愉快的环境生活环境。父母对宝宝管教过于严厉也会给宝宝造成心理压力，出现便秘现象。

如果宝宝便秘与如厕训练有关，请暂时停止如厕训练。等待2个月~3个月以后再进行训练。不要让宝宝在排便时受伤，宝宝坐到便盆或马桶上时要给予鼓励，尽管他或许没有排便。千万不能惩罚或强迫宝宝。

培养宝宝正常的排便习惯

对宝宝排便问题疏于管理，当宝宝有便意时没有及时排便，时间长了，进入结肠的大便中的水分被吸收，使得大便变得干硬，久而久之导致便秘。

进餐后，结肠推动肠内容物的频率增加，可达每3分钟~4分钟1次，产生高波幅的传播性收缩，传播距离可达30厘米以上，在餐后10分钟达到高峰，产生很强的便意，这种情况多发生在早餐后，培养宝宝规律排便时，选择在早餐后比较有效。早餐后10分钟，鼓励宝宝坐到坐便器上去，每次坚持5分钟~10分钟。如果早晨没排便，可在午餐后10分钟鼓励宝宝做便盆。如果午餐仍然没排便，要在晚餐后10分钟鼓励宝宝做便盆。如果仍然未排便，带宝宝到户外散步，回来给宝宝泡个温水澡，腹部按摩10分钟，再次鼓励宝宝坐便盆。

对于上幼儿园的大宝宝，建议设计一个奖励体系，对宝宝的努力表示赞许，每次坐便后，都给予激励。奖励包括贴纸、玩具等、坐便时给宝宝读故事书、唱歌或者宝宝特别喜欢的玩具（只能坐便时才能够玩）。

建立规律的使用卫生间习惯

鼓励宝宝每天餐后坐到坐便器上1次~2次，每次5分钟~10分钟，宝宝在餐后很有可能会排便，尤其是早餐后。当宝宝坐上座便器时，要以赞美或关注的方式鼓励宝宝，哪怕他不是或没有排便。宝宝在座便器上时，给他读故事书或一直陪伴身边，可以令宝宝有兴趣，并使宝宝能够与你很好的配合。

增加运动时间和运动量

医学实验证实，运动可增加结肠运动和结肠的转运速度，尤其是早晨起床时的活动课使结肠运动明显增强。所以，有便秘的宝宝要适当增加运动强度和时间，宝宝在腹泻期间则要适当减少运动。活动可刺激结肠运动这一现象，也进一步提示培养宝宝排便规律，选择晨起饭后比较适宜。有的宝宝会在早晨起床后即排便，这是因为，睡眠状态下，结肠运动功能减弱，结肠的蠕动缺乏高波幅推进式的收缩波，清醒后结肠运动功能显著增强，如果结肠内有足够的内容物，排便很容易发生。

饮食结构

增加高纤维素膳食摄入量，有时并不像成人那样有效。如果你的宝宝增加高纤维素膳食后，便秘有所改善，可继续这么做。但如果没有什么效果，或宝宝非常抵触你提供的高纤维素膳食，一定不要强迫孩子吃，可采取其他缓解便秘的方法。

如果宝宝已经开始一日三正餐，可尝试停食所有牛奶，包括奶制品2周，如果宝宝便秘并未减轻，恢复进食牛奶及其制品。如果需要长时间停食牛奶和牛奶制品，可尝试羊奶和羊奶制品。如果对羊奶也不能耐受，可尝试豆浆。停食奶制品期间，要多摄入其他高钙食物，如芝麻、油菜、虾皮等。额外补充钙剂或许会导致原有便秘加重，要

刺激排便小妙招

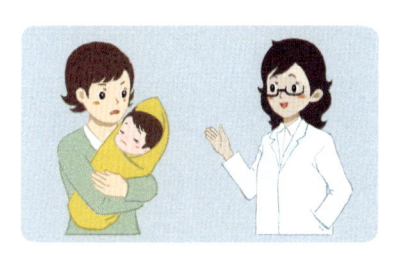

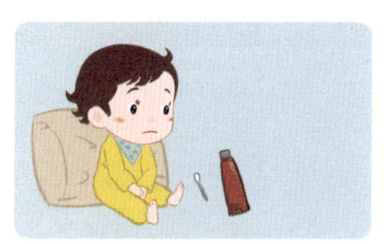

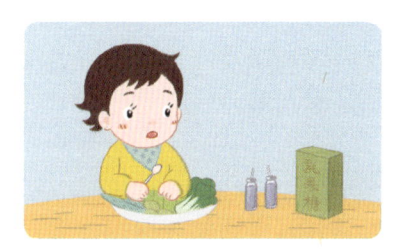

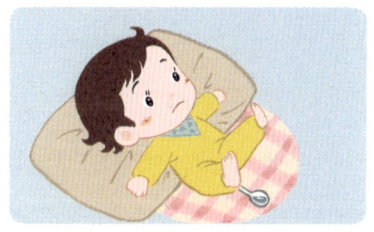

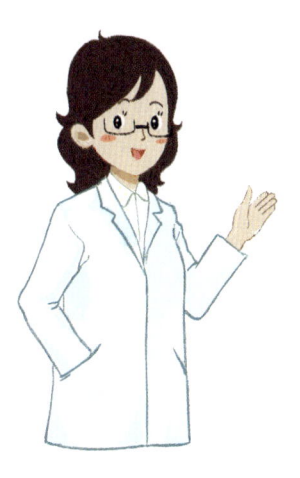

- 宝宝的便便有血多是因为便秘引起，增加高纤维素膳食摄入或补充乳果糖口服液可缓解便秘。

- 用医用无菌棉蘸上少量的凡士林软膏，插入肛门迅速拔出可刺激排便。定时向肛门注入开塞露比棉签刺激效果更佳。（在医生指导下使用）

慎重补充。

早餐中适当增加高热量食物

有证据表明，餐后的结肠推进运动，即胃——结肠反射与食物种类存在相关性，食物热量和脂肪含量越高，胃——结肠反射越明显，故有便秘的宝宝，在早餐中适当增加高热量和高脂肪含量的食物，会有利于排便。

增加液体摄入量

增加液体摄入量对缓解便秘和冲刷肠道有效。如果你的孩子不喜欢喝水，有很多方法可以增加液体入量，如果汁、菜汁、奶或其他含水多的食物。不要强迫宝宝喝更多的水，因为，喝更多的水并不能起到软化大便的作用，满足宝宝每日液体需要量即可。

在肛门上敷上一块温湿毛巾或布，有时也能够刺激出便意。用医用无菌棉签蘸上少量的凡士林软膏，轻轻插入肛门，棉花头插入就行，然后迅速拔出，可刺激排便。向肛门内注入开塞露（甘油栓剂），比棉签刺激效果要好很多，但需要在医生指导下使用，且不能长期使用，以免形成依赖。

药物治疗

软便药物，如乳果糖口服液、大豆低聚糖，有的宝宝服用益生菌或喝酸奶可缓解便秘，那就坚持一段时间。无论什么方法，只要能缓解宝宝便秘，对宝宝又没有害处，都可以尝试。采取某一种方法有效了，要继续使用这种方法，让宝宝大便正常至少持续2周以上再停止，如果停止某一种方法后再次出现便秘，就马上开始实施这种方法，至少坚持一个月。

如何让肠道更健康?

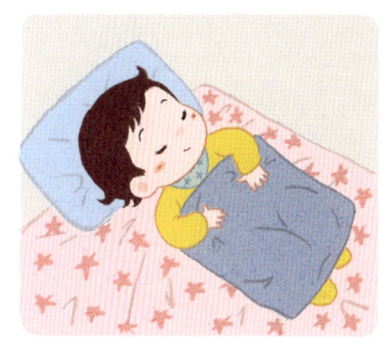

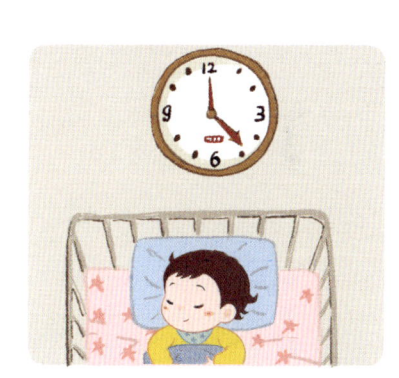

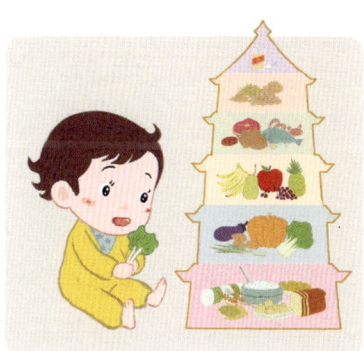

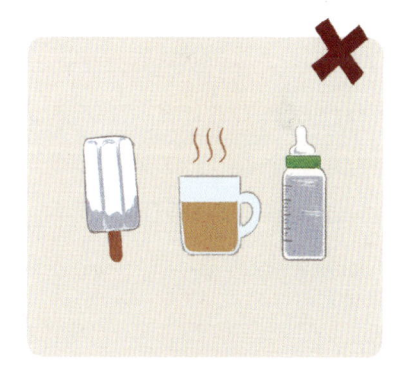

- 充足高质量的睡眠可增强免疫系统,规律的作息、营养均衡的膳食以及少菌而非无菌的生活环境对宝宝肠道免疫功能的建立非常有益。

注:不要食用过热或过冷的食物。

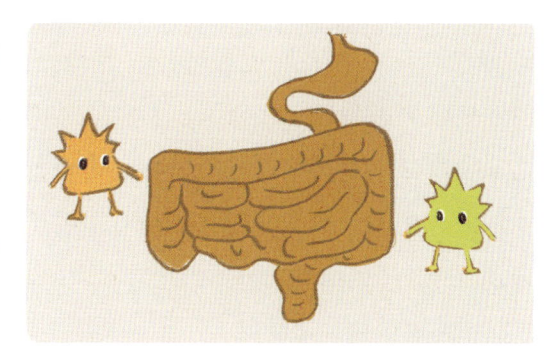

没有医生的同意，不要给孩子使用导泻剂或灌肠术。一般讲，儿童排便不需要灌肠或导泻。长期和严重便秘，使用导泻药后，会缓解排便疼痛，打破憋便——大便干燥——便痛——憋便的恶性循环，有助于宝宝养成健康的排便习惯。

❖ **什么时候看医生**

做好笔记，记录宝宝的排便情况，用药情况、疼痛情况以及其他突发意外情况。这些资料将有助于你和医生查找便秘原因。

如果在家里采取的措施无效，需看医生，医生会开出导泻药。导泻药的种类取决于儿童的年龄和确切症状。

如果孩子腹痛明显、恶心、呕吐、食欲不振、发烧、血性腹泻，这时就应该马上看医生。这些症状都与便秘相关，某些症状也可能是严重的疾病征兆。

❖ **便秘的医学检查**

便秘的宝宝就诊时，医生会进行详细地询问病史和仔细的做体检，评估宝宝生长发育情况，排查引起便秘的疾病信号。仔细做腹部检查会发现腹胀、腹部硬度或可以感觉到粪便的硬度。肛门检查，可发现有无肛裂和痔疮。直肠指诊检查，可检查直肠内大便硬度和直肠是否已经胀满。实验室做粪便常规、潜血和显微镜下细胞检查。大多数的便秘宝宝都不需要做任何实验室检查或X光检查。医生用来诊断儿童便秘的最有用的工具就是父母对孩子病史的叙述。

医生需要了解如下情况：

幼儿便秘管理路径

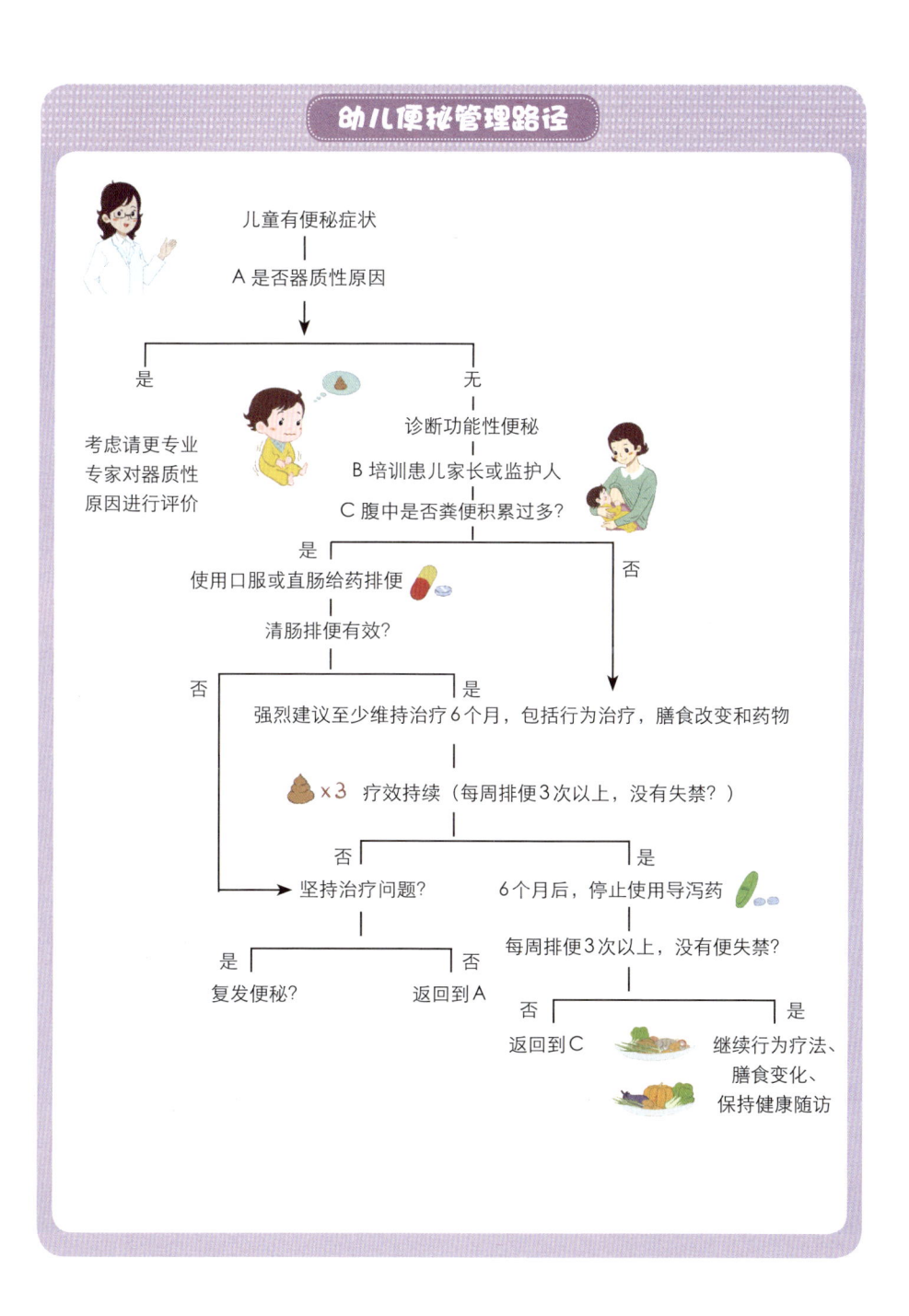

儿童有便秘症状
↓
A 是否器质性原因

是 → 考虑请更专业专家对器质性原因进行评价

无 → 诊断功能性便秘
B 培训患儿家长或监护人
C 腹中是否粪便积累过多？

- **是** → 使用口服或直肠给药排便 → 清肠排便有效？
  - **否** → 坚持治疗问题？
    - **是** → 复发便秘？
    - **否** → 返回到A
  - **是** → 强烈建议至少维持治疗6个月，包括行为治疗、膳食改变和药物
- **否** → （连接至下方）

×3 疗效持续（每周排便3次以上，没有失禁？）
- **否** → 坚持治疗问题？
- **是** → 6个月后，停止使用导泻药

每周排便3次以上，没有便失禁？
- **否** → 返回到C
- **是** → 继续行为疗法、膳食变化、保持健康随访

宝宝胃肠保卫战

> 大便的量，与往常比有什么不同？
>
> 多长时间排一次大便？
>
> 排便是否费力，便中是否带血？
>
> 宝宝有无诉说腹部疼痛？
>
> 有无食欲不佳？食量减少？体重降低？体重增长缓慢或迟缓？
>
> 内裤上是否有粪便污染或大便失禁？
>
> 孩子在学校是否上卫生间？
>
> 使用过什么非处方药物、中草药、处方药？
>
> 孩子所摄入的膳食种类？吃啥了，膳食结构如何？

❖ **儿童便秘的预防**

预防便秘复发，儿童应该改变日常行为、改变膳食结构、增加饮水量。

可能会长期使用导泻药，比如数月。

必须养成每餐之后去蹲大便的习惯，抓住身体内清空肠道信号的有利时机。

继续实行正强化的措施，比如口头表扬或其他奖励措施，或二者并举。

❖ **儿童便秘的预后**

急性便秘很容易矫正，在治疗脱水或疾病后，肠道功能就可恢复正常。

慢性便秘常常需要长期口服用药治疗。大多数儿童一年内就可以治愈或能够停止用药。如果儿童或家长没有遵从保健医的医嘱，或医学干预中断，反复也是常见的。如果治疗无效，就需要看儿科胃肠学专家。

第七章

宝宝腹痛及家庭护理应对

"妈妈,肚子疼!"当宝宝说出这句话的时候,几乎所有的妈妈都会紧张起来,甚至立即带宝宝去医院。宝宝口中的"肚子痛"是真的腹痛吗?都是疾病所致吗?

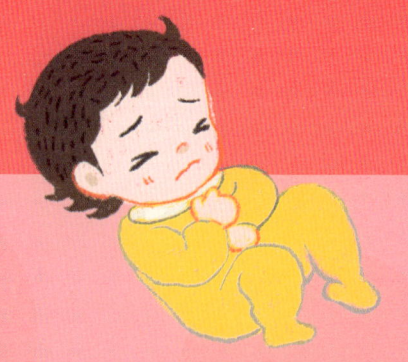

1. 宝宝是真的腹痛吗？

不知在什么时候，宝宝发现说"肚肚疼"会得到妈妈的极大关注。聪明的宝宝发现，说"肚肚疼"比哭闹得到的关注更多，父母的态度也更好。如果把宝宝带到医院，当医生问宝宝哪里疼时，宝宝可能说哪里也不疼，宝宝不想打针吃药！

幼儿可能把肠蠕动、饥饿时的饥肠辘辘、大便或排气前的腹胀感觉、肠鸣音等，都说成是肚子痛。宝宝没有经验，还不能分辨这是怎样一回事。妈妈可用询问的方式，引导宝宝认识真实的情况：是不是要大便呀？是不是饿了？告诉宝宝人饥饿时，肠子会通过蠕动发出信号——要吃东西了；大便前会有一种感觉，肚子紧紧地，要把大便挤压出来，这时就要蹲到便盆上了。宝宝的生活经验就是这样一点点积累起来的。

通常情况下，2岁以下的宝宝很少会说清楚哪里痛，哪里不舒服或哪里难受。2岁以上的宝宝，开始逐渐认知感受自己的身体。比如会用小手指着自己的肚子，告诉妈妈他"肚肚痛"，而通常情况下，宝宝感受到的是肠管蠕动、排便或排气前的肠管鼓胀，并不是真的腹痛。大多数宝宝，要4岁以上才能够描述自己哪里不舒服，而能够准确地描述自己哪里不舒服的年龄通常是6岁以后。

父母如何甄别宝宝到底是不是腹痛呢？如果宝宝真的肚子疼，会用手捂着肚子，脸色不像平时好看了，不再嬉戏玩耍，虽然没有痛苦的表情，至少也不那么安静愉悦了。如果妈妈觉得宝宝没有什么异常表现，可宝宝坚持说自己肚子疼，或许是不想睡觉、不想去幼儿园。爸妈需要明确告诉孩子：如果你是真的肚子疼，就要带你去医院看医生，给宝宝一个明确的概念。

2. 不同类型的腹痛

6岁以下儿童很难诉说宝宝哪里痛，什么类型的腹痛。多数时候，需要父母多通过观察宝宝的具体行为表现来判断。

绞痛

用通俗语言来说，绞痛就是难以忍受的疼痛，表现为：阵发性疼痛，宝宝不敢动，保持一个固定的体位，不让碰，不让抱，更不让摸肚子，甚至当有人走近时，他都会因为害怕被触动而大叫，不让人靠近。引发绞痛的疾病多是胃、肠管、输尿管、胆管、膀胱等肌肉痉挛或梗阻引起的，如肠套叠。

钝痛

宝宝对腹部持续性钝痛并不敏感，可能常用手触摸疼痛部位，或喜欢把玩具或其他物体抵在疼痛的部位，以减轻不适；或者更愿意趴着，或把腹部挤靠在家具等物体上。如果父母发现宝宝有这些表现，可询问宝宝是否肚子疼，或用手触摸一下宝宝的腹部，观察宝宝的表情。如果触到疼痛部位，宝宝会有相应反应。钝痛多是由于腹腔脏器被膜（包裹在脏器表面的包膜）受到牵扯引起疼痛，如肝脏肿大、肾盂积水、阑尾炎等，疼痛的位置多与病灶器官临近。

放射痛

腹腔脏器疾病通过自由神经，沿脊椎神经反射到相应位置，形成放射性疼痛。比如肝脏和胆囊疾病时，疼痛可放射到右肩部。

3. 宝宝腹痛需看医生的几种情形

宝宝说肚子痛的同时有以下情况发生，多是疾病所致，应该带宝宝看医生：

睡眠中突然醒来说肚子痛。

宝宝很痛苦的样子。

突然停止玩耍，无法转移宝宝的注意力，宝宝平时感兴趣的事情，也不能使宝宝忘记肚子痛。

体态异常，如蹲在地上不起来，用膝盖抵着腹部、撅着屁股趴在床边或沙发上、弓着腰、身体蜷缩着、捂着肚子在床上翻滚。

面色发白、额头冒汗、手脚发凉。

用手捂着腹部，身体前倾。

嗳气、恶心、呕吐、腹泻。

发热、皮疹。

大便异常，包括大便干燥、排便困难、稀水样便、蛋花汤样便、洗肉水样便、米汤样变、果酱样便、血便或脓血便，以及大便次数增多或减少，气味和色泽异常。

4. 婴儿牛奶蛋白性腹痛

❖ **如何确定婴儿牛奶蛋白性腹痛呢？**

婴儿不会用语言表述"肚子痛"，当宝宝出现反复哭闹、蜷曲身体、拒乳、痛苦表情、呕吐、便秘时，再结合生长发育及喂养情况，我们就主观地猜测，宝宝哭闹可能是腹痛所致。然后，我们就开始寻找引发腹痛的可能原因，当找不到其他原因，也没有其他疾病情况时，我们推测宝宝腹痛很可能是牛奶蛋白过敏所致。由此可见，所谓的牛奶蛋白性腹痛是双重假设，首先假设腹痛，再假设是牛奶蛋白性腹痛。

因此，牛奶蛋白性腹痛属于排除性诊断。实验室测定婴儿对牛奶蛋白过敏，不能作为诊断婴儿牛奶蛋白性腹痛唯一依据，还需要进行食物激发试验：如果怀疑婴儿是牛奶蛋白性腹痛，首先停止喂养含牛奶蛋白成分的食物。比如，把普通婴儿配方奶粉换成氨基酸或深度水解蛋白配方粉，婴儿腹痛症状就减轻，甚至消失了，再次恢复喂养含有牛奶蛋白的食物后，婴儿又出现腹痛症状了。这时，基本上可以确定，婴儿很可能存在牛奶蛋白性腹痛。

❖ 牛奶蛋白性腹痛的鉴别

对牛奶性腹痛的鉴别，实际上是对婴儿哭闹的鉴别。

婴儿饥饿时，有节奏地哭，哭声响亮，抑扬顿挫。用手碰一碰嘴边，就会使哭闹停止，喂奶后宝宝不但不再哭闹，还非常高兴。

婴儿想让妈妈抱时，央求地哭闹，声音委婉，一脸的委屈，抱起宝宝，很快停止哭闹，露出高兴的神情。

婴儿有消化不良时，除了哭闹，常伴有食欲缺乏、少食、腹胀、大便奶瓣酸臭等消化系统症状。

婴儿患有肠炎时，同时伴有大便异常，食欲减退，甚至呕吐。肠功能紊乱时，宝宝多喜欢让妈妈按揉腹部，同时伴有食量减少，食欲下降。

婴儿患有肠套叠时，典型的症状是阵发性腹痛、呕吐。腹痛发作期，婴儿剧烈哭闹，但哭闹时身体少动，不像平时哭闹时那样乱动，腹痛间歇期，婴儿多比较安静。果酱样大便是肠套叠的典型大便改变，但当出现这种大便时，多表示病情严重。因此，早期诊断最重要，如果误诊，孩子可能已经出现肠坏死了。因此，当婴儿出现腹痛时，要高度警惕肠套叠的可能。典型的肠套叠诊断并不困难，但婴儿肠套叠症状多不典型，容易误诊，所以更应首先想到肠套叠的可能。

如果妈妈来回变换孩子的体位，或是给孩子轻轻按摩腹部，孩子会哭得更厉害，躺着时会把两腿蜷曲在胸前或腹前，排气增多，每次排气后会安静一会儿，但不久又会因腹痛而再次哭闹，没有呕吐，排除了肠套叠，要想到牛奶性腹痛的可能。

❖ 宝宝有牛奶蛋白性腹痛怎么办？

纯母乳喂养，妈妈停止进食牛奶蛋白及含有牛奶蛋白成分的食物。

婴儿配方奶粉或混合喂养，把普通婴儿配方粉更换成氨基酸或深度水解蛋白配方粉。

婴儿停止进食所有含有牛奶蛋白成分的食物和药物。

5. 婴儿肠绞痛

在门诊中，经常会遇到新手爸妈焦急而无奈的问讯，宝宝每到傍晚，就无缘由的哭闹打挺，几乎想尽了所有办法，都不能安抚哭闹中的宝宝，直到哭累睡着了。而宝宝在一天里的其他时间一切都是正常的。这种情况下，我们就会推测宝宝是肠绞痛。

❖ 如何鉴别肠绞痛？

肠绞痛具有相对明显的特征：宝宝通常会突然毫无征兆地爆发出强烈、无法安抚的哭叫，哭的过程中，还带着惊声尖叫、脸色通红，双腿乱蹬，整夜哭闹所有的安抚都没有显著效果。

肠绞痛多发生在初生至三四个月婴儿，尚不能确定发生肠绞痛的原因，20%左右的婴儿可能会出现这种症状。随着宝宝长大而渐渐缓解，到宝宝4个月大时，通常会自行消失。

❖ 肠绞痛的原因

关于肠绞痛的诊断、原因和治疗，医学上尚未有明确的定论。儿科医生凭借临床经验普遍认为，肠绞痛与肠胀气、肠壁发育不完善、食物过敏及胃食管反流有关。

4个月以内婴儿，肠壁神经发育尚不完善，肠道蠕动不规律，肠道管壁肌肉痉挛导致绞痛。消化道分解食物的消化酶或消化液少，食物消化不完全。乳糖酶不足，糖在肠内发酵产气，肠管胀气。宝宝哭闹或吸吮时吞下过多空气。有研究发现，牛奶中的乳球蛋白会通过母乳进入宝宝体内，有引发宝宝肠绞痛的可能。胃食管反流症被认为与婴儿肠绞痛有着密切关联。

胃与食道之间有一道门——括约肌，进食时这道门打开，进食后关闭。4个月以下婴儿括约肌发育不完善，这扇门关闭不协调，胃内的食物和胃酸会不时地反流至食管，烧灼食管内壁，导致疼痛。

胃食管反流的典型症状，除了导致腹痛之外，还有吐奶。如果你的宝宝除了不明原因的大哭外，还伴随着经常吐奶，甚至有时奶会从鼻子里喷出来，吐出的奶闻起来有一种酸味。那么，爸爸妈妈可以考虑胃食管反流的可能性，并去医院寻求医生帮助。

❖ 宝宝出现肠绞痛怎么办？

（1）将宝宝竖立抱起，头枕在妈妈肩上，妈妈一手保护住宝宝的头颈和脊椎，一手轻轻拍宝宝的肩胛部，使胃肠内积气向上排出。

（2）宝宝仰卧在床上，妈妈用手顺时针方向按摩腹部。

（3）如果宝宝已经能俯卧抬头，可让宝宝趴在爸爸或妈妈膝盖上，一只手保护好孩子，另一只手按摩宝宝背部。

（4）用极大地耐心和爱心安抚哭闹中的宝宝，不要让焦虑不安的情绪影响到宝宝，要给宝宝足够的安全感。

（5）尽量坚持纯母乳喂养，母乳喂养的宝宝较少出现肠绞痛。

（6）哺乳妈妈少吃辣椒、大豆和高糖食物，少喝咖啡和茶水，不喝酒。

（7）如果确定宝宝有过敏症，哺乳妈妈和宝宝都要规避可能的过敏原。

6. 血便

❖ 父母是如何发现宝宝便血的？

在婴幼儿时期，父母很熟悉宝宝日常排出大便的性状、色泽、气味和次数。学龄前期，宝宝去了幼儿园，可能会在幼儿园排便，但多数情况下，宝宝会回到家里排便，父母也会时常关注宝宝排便情况。学龄期后，父母很少再关注孩子大便情况，但这个年龄段的儿童都会关注自己身体，如果便中带血会第一时间告诉父母的。

父母一旦发现大便中混有红色便，首先想到的是血便。如果是肠道出血，血液和便多混合在一起，血色较暗；如果是肛门裂伤出血，血液多附着在便表面，色如鲜血；如果是上消化道出血，则大便多呈黑红色或黑色。

血便多是疾病所致，需要及时带宝宝看医生。有时，宝宝排出血样大便并非真的是疾病所致。比如，新生儿出生时咽下母亲产道血，妈妈乳头皲裂出血，宝宝吸吮妈妈乳头时吸进妈妈的血后，都会排出血样大便。某些食物和药物也可引起大便颜色的变化，容易与便血混淆。比如，吃西瓜和西红柿后大便可发红，服用铁剂后大便可发黑，食用动物血后大便颜色也可发黑。这些都是假性血便。

❖ **宝宝便血可能的原因**

（1）假性便血，比如新生儿咽下产道血，补充铁剂或进食动物血，食入西红柿或西瓜等红色食物后。

（2）新生儿自然出血症、出血性坏死性小肠炎、消化道畸形等可导致便血。

（3）婴儿和幼儿便血见于肠套叠、美克耳憩室、肠息肉、脱肛、肛裂、痢疾等。

（4）学龄前期和学龄期儿童便血要考虑食管静脉曲张、溃疡病等。

❖ **发现宝宝便血父母做什么？**

发现宝宝便血，父母切莫惊慌，从以下几点着手：

| 保留宝宝大便 | 用医用棉签挑出带血的大便，放到一个干净的容器中或保鲜袋中，快速送到医院检验，并把结果拿给医生看。 |

保留宝宝大便	如果宝宝排出的是稀便，其中含较多黏液并混有血液，留取大便并带宝宝去看医生。一定要将大便放到不吸水分的洁净的带盖容器中，以免便中红细胞、脓细胞、病原菌破坏而造成假阴性，切不可用尿不湿裹着大便去送检。
如有血样可排查	如果宝宝是新生儿，排出的是黑色血便，查看妈妈乳头是否有皲裂，确定宝宝是否通过吮吸乳头吸进了妈妈的血。
	宝宝有无发生过鼻衄或牙龈出血，如果出血量比较多，被吞入胃中，大便会成黑色血便。
	宝宝是否过多食用了西瓜、西红柿等有色蔬菜，或动物血、动物肝，或者服用了补铁，都有可能导致血样黑便，妈妈就无须担心，停食这些食物或药物几天后，大便会恢复正常颜色。
	如果大便上有条纹状红色血迹，或排出大便后，有几滴鲜血附着在大便上，血色鲜红，或孩子在排便中显疼痛，妈妈可仔细检查宝宝肛门处是否有裂伤，倘若宝宝大便干硬，肛门破裂出血的可能性就更大了，首先要解决的是便秘问题。
	牛奶蛋白过其他蛋白过敏也可出现血便，如果宝宝除了血便，没有任何异常和不适，请考虑一下，父母双方是否过敏症史，比如过敏性鼻炎、支气管哮喘、湿疹、荨麻疹等。如果宝宝是（牛奶基）婴儿配方奶粉喂养，应高度怀疑牛奶蛋白过敏导致的血便，可在医生指导下更换氨基酸或深度水解蛋白配方粉。
其他异常症状	如果宝宝有发热、咳嗽、呕吐、腹泻和精神差等异常症状，及时带宝宝看医生。
不要断母乳	切莫因为怀疑蛋白过敏导致的血便而断了母乳，没有比母乳更适合婴儿食品了。如果怀疑妈妈因为食入某些食物导致婴儿便血，要在医生帮助下寻找可能的过敏原并规避。比如牛奶、大豆、花生、海鲜、燕窝等。

宝宝胃肠保卫战 143

第八章

其他宝宝胃肠高发病

胃肠疾病是儿童的常见病、高发病，不但直接损害孩子的体质，如与其他肠道疾病交错相遇，更会对孩子的健康产生严重影响。父母细致的观察，可以为医生提供准确的信息，避免延误诊断；使用科学的家庭护理办法，能有效地协助治疗，让宝宝恢复健康。

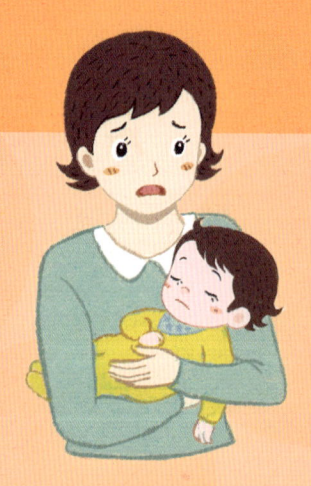

1. 肠套叠

肠套叠发病率并不高，疾病初期诊断依据少，缺乏典型症状，容易误诊。但是，肠套叠的早期诊断和早期治疗却非常重要，一旦延迟诊断和治疗，宝宝有面临肠坏死或遭受腹部手术切除部分肠管的可能。因此，很多的科普书都会提到这个病，并对父母提出警示。关于肠套叠，存在两种现象：第一种，肠套叠被延误诊治，多是父母没有想到这个病而未能及时带宝宝看医生；第二种，父母了解这个病并知道其严重性，稍有怀疑就想到这个病，增加了就诊次数。降低误诊率的关键是：如果宝宝在2岁以下，尤其是3个月~9个月龄段，父母要想到宝宝有可能会患这种病，这就会大大减少误诊的可能。

阵发性哭闹、呕吐、血便这3个典型症状并不是同时出现，但是，一旦有上述症状，父母应该意识到，宝宝可能患了肠套叠。肠套叠是婴儿期最严重的外科急症，如能早期发现，非手术方法就可治愈。但如果延误诊断，套叠的肠管会发生缺血坏死，需要手术切除坏死的肠管，使婴儿的健康受到很大危害。

肠套叠的宝宝，并不会持续哭闹，常常是哭一会儿，歇一会儿，这就使父母不急于去医院。即使到了医院，如果宝宝暂时没有哭闹，缺乏临床经验的医生，也可能会误诊的。如果父母这时能及时提醒医生说："我的宝宝会不会是肠套叠啊？"医生也会警惕起来。如果不能确诊，医生会请上级医生或B超会诊。提前几个小时能诊断出肠套叠，就可能使宝宝免除手术的痛苦。

宝宝大哭谨防肠套叠

肠套叠多发生在2岁以下婴幼儿,有一半病例发生在3个月~9个月婴儿,春季和秋季发病率高。若宝宝有不明原因间歇性大哭的情况,父母要特别留意宝宝是否有肠套叠的典型症状,及时带宝宝去医院。

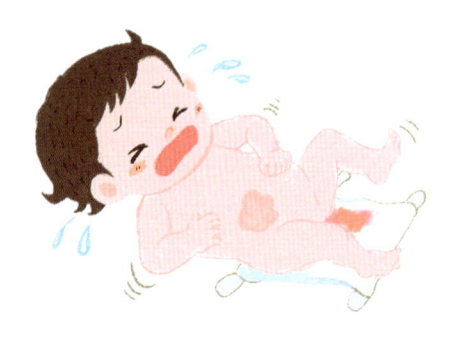

① 腹部有硬块,宝宝拒绝触摸腹部。

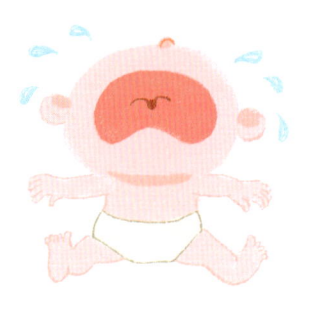

② 间歇性大哭(腹痛所致)。

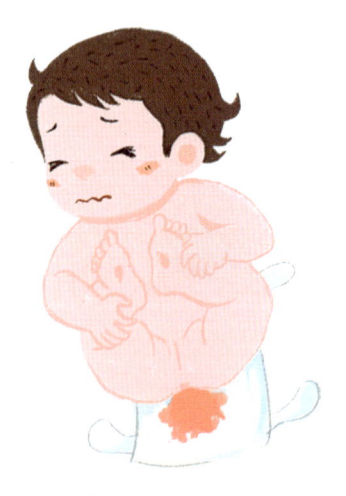

③ 红色果酱色大便。

2. 肛周脓肿

新生儿免疫系统尚未完全启动，抵御致病微生物能力还不够强，皮肤薄嫩，作为免疫系统的第一道屏障，皮肤表层容易破损，皮肤表面的有益菌少，一旦有致病菌，很容易通过破损皮肤侵入皮内组织，发生肛周脓肿。所以，护理宝宝臀部就显得格外重要了。

现在，育儿科普的普及很广泛，新手父母和看护人都很热衷于学习科学的育儿知识，对宝宝的臀部护理非常重视。从临床观察数据来看，新生儿肛周脓肿的发生率有所下降。然而，也存在过犹不及的情况，对宝宝臀部清洗次数过多，过多使用湿纸巾和洗涤液，减少臀部皮肤表面有益菌数量，增加罹患肛周脓肿的风险。另外，选择透气性和吸水性差的尿不湿，增加罹患尿布疹的可能。发现宝宝臀部发红，新手父母开始大量使用护臀膏，过多使用护臀膏会影响皮肤呼吸和汗液分泌，加重臀红。可见，无论是清洁臀部，使用湿纸巾和护臀膏，适度很重要。

❖ **肛周脓肿处理不当会引起肛瘘。如何避免肛瘘的发生?**

肛周脓肿初期，宝宝主要表现是排便时哭闹。为宝宝更换尿布时，一旦碰到脓肿处，就会引起疼痛。所以，患有肛周脓肿的婴儿，会本能地拒绝换尿布，只要妈妈一打开尿布，婴儿就会大哭。从外观上看，肛周脓肿初期，仔细观察肛门皱褶旁，会发现有红疙瘩，洗净手后，用手指轻轻触碰宝宝肛门皱褶旁，宝宝会因疼痛而哭闹。新手父母一旦怀疑宝宝有肛周脓肿的可能，要及时带宝宝看医生，以免贻误治疗。肛周脓肿初期，及时治疗，可避免手术和肛瘘的发生。肛周脓肿如果不及时处理，会引起肛瘘，给婴儿造成极大的痛苦。如果细菌侵入血中，还会引起败血症。所以，当有臀红时，妈妈要随时观察婴儿臀部是否有感染。一旦发现感染，要及时治疗。

❖ 需要看医生的情形

宝宝排便时，或给宝宝换尿布时，宝宝异常哭闹，这种情况反复或连续发生。

臀部发红，有破损，用手轻轻触碰宝宝肛门周围，宝宝即出现痛苦表情，甚至哭闹。

用手轻轻触摸，发现肛门周围有硬结，或看到有包块。

一旦怀疑有肛周脓肿，需及时看医生，并采取积极治疗方法。

❖ 肛周脓肿的家中护理

发病期，宝宝最好不穿纸尿裤，白天可让宝宝光着小屁股，躺在隔尿垫上，如有阳光照射就更好了。

每次排大便后，用清水冲洗臀部，洗的时候，妈妈最好用手轻轻洗，不要用毛巾用力擦。洗后，用干毛巾轻轻蘸干，而不是擦干。

洗澡后，一定要用清水再冲洗臀部，然后用干毛巾蘸干。

晾干臀部后，涂上医生开的药物。

不要用湿纸巾擦来擦去的，湿纸巾与宝宝皮肤产生的摩擦，会使宝宝稚嫩的皮肤出现难于发现的擦伤。

3. 先天性巨结肠

先天性巨结肠是胎儿期肠神经和肠细胞发育异常引起，所以，患有先天性巨结肠的宝宝，多在新生儿期即出现症状，发病率在

1/5000。主要表现是胎便排出延迟。所以，如果新生儿出生后48小时仍然没有胎便排出，要高度重视，如同时出现腹胀、顽固的便秘，必须借助灌肠或服用泻药或用开塞露等措施才能使大便排出，宝宝很有可能患有先天性巨结肠。先天性巨结肠症状出现的早晚和严重程度与结肠痉挛段的长短有关。痉挛段越长，出现的便秘症状越早，也越重。

❖ **先天性巨结肠造成的便秘，有明显特征。**

便秘比较顽固，不干预很难自己排出大便，一旦排出，量很大；便秘的同时，会有明显的腹胀。新手父母怀疑宝宝患有先天性巨结肠，要及时带宝宝看医生，医生会根据病史、体格检查和必要的辅助检查明确诊断，采取积极的治疗方法。

功能性便秘与先天性巨结肠的鉴别

观察项目	功能性便秘	先天性巨结肠
胎便排出时间	24小时之内	48小时以后
呕吐	不常见	常见
便秘出现时间	多在开始训练尿便时发生	生后即出现
大便失禁	可出现	极少发生
小肠结肠炎	无	有
生长发育	正常	落后
肛肠指诊	直肠穹窿部可扪及大便	不能扪出大便
肛管	扩张	狭窄

注：[美]理查德•A•波林/马克•F•迪特玛主编.《美国最新临床医学问答——儿科学》.北京：海洋出版社.

❖ 先天性巨结肠典型表现

| 出生48小时后尚无胎便排出 |
| 生长缓慢 |
| 呕吐胆汁样物 |
| 空腹时可在腹部触摸到大块的粪便 |

4. 肠吸收障碍综合征

新生儿吸收障碍综合征是由于小肠的先天性功能缺陷或继发于某些疾病后,使小肠壁黏膜上皮细胞受到损伤,导致吸收功能障碍。尤其是吸收谷物、蛋白质和脂肪障碍,主要表现为腹泻、便秘、腹泻便秘交替出现、生长发育迟缓、呕吐。

❖ 乳糖吸收障碍(乳糖不耐受)

什么情况下要考虑乳糖吸收障碍?

| 顽固的腹泻,大便呈水样,带有泡沫,同时伴有腹胀。 |
| 生长发育受到影响,体重增长缓慢或不增。 |
| 给予不含乳糖的配方食品可以使症状缓解,再重新给含乳糖配方食品症状再次出现。 |
| 服用乳糖酶后腹泻症状减轻,泡沫消失。 |

❖ 乳糖吸收障碍的处理

患有原发性乳糖吸收障碍,可改为果糖配方食品喂养,严格限制乳糖的摄入。继发性乳糖吸收障碍,可临时改为无乳糖食品,也可服用乳糖酶。

❖ 蛋白质吸收障碍（蛋白不耐受或蛋白质过敏）

蛋白质吸收障碍常见表现：便秘或便秘腹泻交替出现；大便中有血丝后黑色条状物；停食可疑蛋白质食物后，上述症状减轻或消失，再次恢复食用可以蛋白质食物后，症状重新出现，甚至比原来更严重。蛋白质吸收障碍多发生于婴儿期，1岁后减轻或消失。

❖ 如何判断蛋白质吸收障碍？

出生后第一口乳引入的是（牛奶基）婴儿配方粉。

（牛奶基）婴儿配方粉喂养或混合喂养。

大便有血丝或有黑色条状物。

出现顽固的便秘，或便秘腹泻交替出现。

更换成氨基酸配方粉或深度水解蛋白配方食品喂养后，血便消失，便秘改善。

5. 喂养障碍

❖ 喂养障碍的种类

状态调节异常导致的喂养障碍

婴儿在清醒期间，难以达到并维持平静状态或者瞌睡，或者易激惹，或者悲伤，以至于婴儿无法愉快进食。多在出生后的最初几个月出现，至少持续2周。

忽视导致的喂养障碍

在喂养婴儿时，婴儿缺乏与喂养人的视觉接触、微笑和咿呀学语等与发育月龄相当的表现。

厌食症导致的喂养障碍

拒绝摄入足够的食物至少持续1个月了。多发生在添加辅食时期，6个月~3岁多见。宝宝似乎从来没有饥饿感，对食物和进食没有任何兴趣。相反，对玩耍、探索、游戏有强烈兴趣。

感觉异常导致的喂养障碍

拒绝吃某种味道、性状、气味或外观的特定食物持续至少1个月。

创伤后喂养障碍

拒食发生在一个创伤性事件后，或由于进食给宝宝带来痛苦体验。

疾病导致的喂养障碍

宝宝因患有某种疾病而导致喂养障碍。

❖ 喂养障碍的表现

持续不能摄入足够的食物并伴有明显的体重不增或体重减轻至少1个月。

体重增长缓慢，生长发育落后，头发稀疏，缺乏光泽。

长时间的食欲低下，什么也不肯吃，看到吃的就会不高兴。

食量减少至原来的1/2到1/3，持续时间达2周以上。

把放在嘴里的奶头吐出来，把喂进的辅食吐出来，如果强迫喂进去，可能会发生干呕。

不是由于缺少食物所致。

❖ 喂养障碍的主要因素

局部或全身疾病影响消化系统功能，使胃肠平滑肌的张力降低，消化液的分泌减少，酶的活动减低。

由于中枢神经系统受人体内外环境各种刺激的影响，使消化功能的调节失去平衡。

患有肝炎、胃窦炎、十二指肠球部溃疡等器质性疾病。

锌、铁等元素缺乏，使宝宝味觉减退而影响食欲。

长期的不良饮食习惯扰乱了消化、吸收固有的规律，消化能力减低。

长期使用某些药物。

❖ 喂养障碍患儿的治疗方法

状态调节障碍拒食

通过外在刺激来帮助患儿达到喂养所需要的平静的警觉状态。

忽视导致的拒食

对养护人进行教育或心理治疗，使他们有能力来照顾患。

感觉性拒食

婴儿通过反复增加厌恶的食品量逐步脱敏。幼儿提供能够接受的食物，父母示范吃新的食物，而不强迫患儿吃新的食物。

创伤后拒食

进行多种治疗，包括躯体疾病的治疗，营养素的补充，以及行为治疗来克服对进食的恐惧。

厌食症

患儿难于识别饿饱，对父母要提供喂养限制的指导。

图书在版编目（CIP）数据

家庭育儿全攻略. 宝宝胃肠保卫战 / 郑玉巧著.
-- 南昌：二十一世纪出版社集团，2018.1
（郑玉巧育儿经）
ISBN 978-7-5568-1227-1

Ⅰ.①家… Ⅱ.①郑… Ⅲ.①小儿疾病–胃肠病–防治
Ⅳ.① R72

中国版本图书馆 CIP 数据核字 (2017) 第 266512 号

宝宝胃肠保卫战　　郑玉巧　著

策　　划	张秋林
责任编辑	杨　华
特约编辑	孙丽娜　张蓓蓓
设计制作	赵　峰
出版发行	二十一世纪出版社集团（江西省南昌市子安路75号　330009）
	www.21cccc.com　cc21@163.net
出 版 人	张秋林
经　　销	全国各地书店
印　　刷	江西茂源艺术印刷有限公司
版　　次	2018年1月第1版　2018年1月第1次印刷
印　　数	1~30000册
开　　本	720mm×960mm　1/16
印　　张	9.75
字　　数	110千字
书　　号	ISBN 978-7-5568-1227-1
定　　价	35.00元

赣版权登字—04—2017—786
版权所有，侵权必究
如发现印装质量问题，请寄本社图书发行公司调换，服务热线：0791-86512056